T0178953

IR AL CIELO Y VOLVER

MI CAMINO CON MATTEO

LEONOR VARELA

IR AL CIELO Y VOLVER

MI CAMINO CON MATTEO

VERGARA

Ir al cielo y volver. Mi camino con Matteo
Primera edición: octubre de 2020

© 2020, Leonor Varela
© 2020, Penguin Random House Grupo Editorial, S.A.
Merced 280, piso 6, Santiago de Chile
Teléfono: 22782 8200
© 2020, Penguin Random House Grupo Editorial USA, LLC.
8950 SW 74th Court, Suite 2010
Miami, FL 33156

Diseño de portada: Julio Valdés
Fotografía de portada: Javiera Eyzaguirre
Fotografías interior:
página 7 - Javiera Eyzaguirre
páginas 65 y 291 - archivo de la autora
Composición: Alexei Alikin

Impreso en Estados Unidos – *Printed in USA*

ISBN: 978-1-644732-66-3

Penguin
Random House
Grupo Editorial

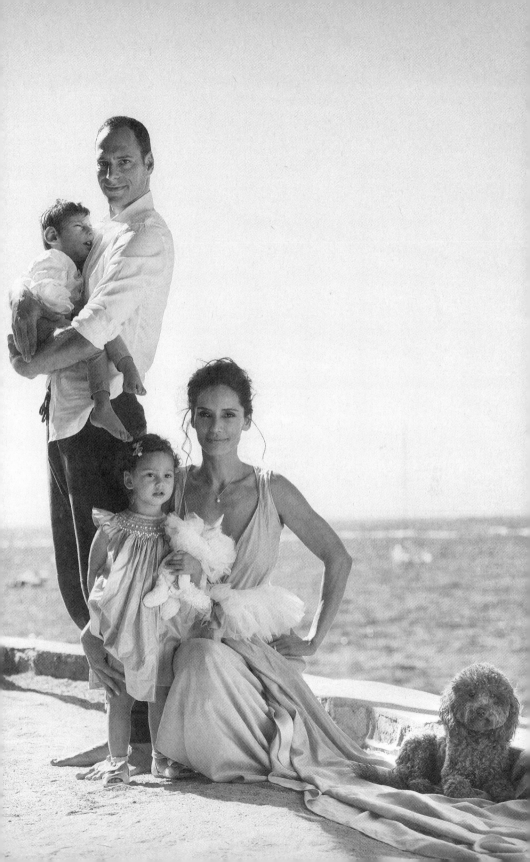

A mi hijo y gran maestro,
mi devoción y amor eterno

Olvida tu perfecta ofrenda
Hay una grieta en todas las cosas
Así es como entra la luz.

LEONARD COHEN

Introducción

Ser madre o padre cambia la vida. Ese es un cliché que todos hemos escuchado y con el cual concuerdo plenamente: ¡la llegada de Matteo a mi vida fue una revolución!

También es verdad que nuestros hijos son pequeños grandes maestros que nos desafían en dimensiones que jamás hubiéramos imaginado. Algunos nos traen desafíos más grandes que otros.

Mi hijo fue un guerrero en el sentido más amplio de la palabra. Nos enfrentó al abismo de la pérdida inminente cuando supimos de su enfermedad. Y al mismo tiempo, nos entregó el amor más puro que alguien pueda siquiera vislumbrar, y perlas de sabiduría que llevamos con orgullo.

Esta es nuestra historia.

Empecé a escribir porque me urgía sacarme del pecho la ansiedad, los miedos y la pena. Pero al mismo tiempo, había un propósito en mi escritura. Guardar memoria de lo inconmensurable, del hecho cierto de que nadie puede quitarnos a nuestros seres queridos, de que habitan dentro de nosotros. De que la muerte es un velo, pero nuestras almas, lo que somos en esencia, siguen unidas. De que vale la pena amar con todo, aunque sepas que perderás al sujeto de tu amor en cualquier momento.

La primera escritura de este texto se dio en forma de diario bajo el apremio de las fechas del calendario, cuando todo se precipitaba: un viaje a Malasia en busca de sanación en el quinto cumpleaños de Matteo, justo antes del declive y el final. Luego le sigue el diario que escribí tras el paso de mi hijo a otra vida, con el dolor, el desgarro y el trabajo espiritual que significa una partida para quienes nos quedamos de este lado de la existencia.

Antepongo un texto escrito en retrospectiva, para dar orden y concierto a lo vivido. Para que puedan comprender la biografía de este gran guerrero que tuve la suerte de acompañar.

Perderle miedo a la muerte está en el centro de esta historia. ¿Quién puedo ser cuando pierdo ese miedo?

LA HISTORIA

Origen

Cuando Matteo nació, descubrí unos ojos profundos y sabios, con mucha fuerza e intensidad. Sentí un corazón enorme y un alma ancestral. Lo amé de una manera incondicional desde el segundo en que lo vi. ¡Mi hijo es muy hermoso! Chocheábamos porque todos decían que era un bebé muy, muy guapo.

Los primeros exámenes tras el nacimiento se sucedieron sin percances. Y al cuarto día, nos devolvieron a casa. Cuando al fin llegamos, nos miramos con Lucas, mi marido, y dijimos: «¿Y ahora qué?». No podíamos creer que nos hubieran dejado volver con esta criatura tan chiquita y frágil. Estábamos abrumados por la responsabilidad, como seguro muchos padres.

Recuerdo las primeras semanas. Desde el principio tuve que esforzarme para que me bajara la leche, lo cual no fue nada sencillo. En el hospital una enfermera rusa me enseñó a sacarme la leche con un saca leche de fuerza industrial. ¡Qué alivio cuando por fin brotó el oro líquido de mis pechos! Te quedabas dormido en mis brazos, desnudito, piel contra piel, como había leído que era recomendado para el desarrollo del apego.

Pasaron tres o cuatro días suaves, sin mucho acontecer, durmiendo poco, pero felices de estar juntos en casa. Pero vino el primer control con tu pediatra Jody Lappin, quien a lo largo de tu corta vida se convertiría en mi mejor aliada. Ella nos advirtió de que no estabas subiendo de peso. Nos dijo que teníamos que ponernos las pilas con la frecuencia de los horarios de tomas de leche, y que sería necesario incluso despertarte si te quedabas dormido en mi pecho.

Con tu papá llegamos a ponerte la leche en la boca cada ciertos minutos, gota por gota, con una jeringa, mientras rebotábamos en una pelota de yoga gigante para «ordenarte» y para calmarte con el ritmo de los rebotes. Llorabas y no podías dormir mucho tiempo. Fue duro, durísimo. Pero en ese minuto no me daba cuenta, solo estaba comprometida con el hecho de que debía amamantarte a toda costa.

Al poco tiempo nos percatamos de que algo no funcionaba con mi leche, pues ya no salía pese a los esfuerzos de ponerte regularmente en mi pecho. Nos preguntamos de dónde venía el problema: ¿de ti o de mí? Fue como un mes de preguntas e inquietudes. A finales de diciembre, después de mucho trabajo y de no flaquear en mi absoluta resolución de que te amamantaría, nos dimos cuenta de que el problema venía de tu succión, que no era suficientemente fuerte para estimular mi producción de leche.

Llamamos a un especialista para ver si tenías «frenillo corto», el trastorno de la lengua más frecuente cuando hay problemas de succión al nacer. Y estuvimos a punto de cortarte el frénulo, pero los análisis no eran concluyentes, por lo que decidimos no hacerlo.

El plan de acción para alimentarte se hizo más categórico y claro: yo me sacaría la leche y te la daría en un sistema que encontré llamado SNS, que permitía una alimentación suplementaria mientras te daba pecho. Consistía en una botellita donde ponía mi propia leche que se agarraba a mi hombro. La botellita tenía un tubito por donde bajaba la leche desde mi clavícula hasta mi pecho. Yo te ponía en mi pecho con el tubito extra para que la leche fluyera más fácilmente y no tuvieras que trabajar tanto, y así engordaras.

Las horas sin dormir se acumulaban y se agregaban a aquellas en las que pasaba sacándome la leche, es decir a todas horas del día. Fue épico. Lo tratamos todo. Lo di todo. Solo dimensioné lo difícil que fue cuando tuve a tu hermanita: ella tomó leche de mi pecho y solo tenía que sacarme una vez en la mañana para tener algo en el congelador. Recuerdo haber llorado varias veces los primeros meses que tuve a Luna en mis brazos; lloraba con un trastorno post traumático, pensando en todo lo vivido contigo. No había tenido hasta entonces un elemento de comparación y no había podido dimensionar lo estresante que había sido contigo.

Yo decía «ay, es muy difícil», y todo el mundo me decía «sí, es muy difícil», pero no sabían lo que quería decir, ¡ni yo lo sabía!

Tu peso sería una pelea que nunca ganaríamos del todo. El tema de engordar y del diagnóstico médico de «falta de crecimiento» nos perseguiría toda tu vida. Creo que fue como a los tres o cuatro meses que decidimos darte una mamadera más grande e incluir un poco de fórmula en las noches a ver si te ayudaba a dormir un par de horas más, y a engordar un poco. Luego la mamadera en medio de la noche también sería de fórmula. Y así, poco a poco engordaste, siempre al borde de no ser lo suficiente, siempre muy bajo de los promedios médicos.

Desde un comienzo me obsesioné con anotarlo todo: cuánta leche me sacaba, cuánto tomabas, cuántas veces vomitabas, pues eran muchas las veces que después de un largo tiempo de darte a beber, vomitabas ferozmente. A veces vomitabas sin ninguna razón aparente.

Como seguías llorando mucho y no dormías más que unas pocas horas de corrido, consideramos darte un medicamento para el reflujo, a ver si podía apaciguar tus llantos y vómitos. Toda tu vida tomarías ese antiácido, excepto durante un breve periodo, a pesar de todos mis intentos por sacártelo con una nutrición ideal.

No dormías nada bien. Nos pasábamos el día y la noche rebotando arriba de la pelota de yoga rítmicamente para calmarte, lo que afortunadamente funcionaba bastante.

Otro signo inusual era que tu cabecita era más chica de lo normal. Su circunferencia siempre fue más pequeña, incluso antes de nacer.

Fueron meses muy difíciles y aislados. Yo me había anotado en un grupo de mamás que me había recomendado una amiga. Quedaba a quince minutos caminando y cinco minutos en auto, pero siempre era terriblemente estresante salir de casa y llegar hasta ahí. Y cuando llegaba, veía a todos los bebés progresar a medida que pasaban los meses, y tú y yo seguíamos enfrentando los mismos desafíos: cuánto comías, por qué no dormías más que unas horas de corrido.

Pasamos toda nuestra vida hablando de esas dos cosas. Hasta el final. Y todas siempre anotadas en un registro, donde miraba las cantidades y los ritmos tratando de buscar alguna lógica, algún patrón que me ayudara a entenderte, lo que tristemente nunca ocurrió.

Antes de que nacieras, habíamos planeado con tu papá estar solos en la primera etapa de tu vida (cuarenta días según algunas tradiciones). Pero solo dos semanas después de tu nacimiento le tuvimos que pedir ayuda a mi mamá, y le mandamos un pasaje para que viniera a estar con nosotros. Eso nos alivió un poco la vida, para poder dormir a ratos durante el día.

El apoyo de nuestras familias a lo largo de tu corta vida sería primordial para nuestra sobrevivencia. No sé qué hubiéramos hecho sin Martita tu abuela argentina y mi mamá que viajaron numerosas veces a LA para apoyarnos en momentos cruciales, y todo el amor de la familia...les estoy profundamente agradecida.

Después de la Navidad llegaría la Vale. La habíamos contratado con anticipación, con la idea de que fuera nuestra *nanny* para que yo pudiera seguir trabajando. ¡Ah! En vez de eso se convirtió en nuestra salvación, tomando parte del turno de noche y así dándonos siete u ocho horas para dormir y un par de horas al día para poder lidiar con las cosas de la vida, salir de casa o hacer ejercicio.

La Vale se convirtió en mi hermana y amiga del alma y madrina de Matteo. Asumir el rol de ella no fue fácil. Nos acompañó en los momentos más difíciles del diagnóstico y de tu primer año. Siempre con su alegría y mirada positiva, amándote y cuidándote con mucho cariño, al punto de que le pedimos que se convirtiera en tu madrina. Sin duda un ángel que llamaste a tu vida, como llamaste a todos los que querías que estuvieran en ella.

El diagnóstico

A los cuatro meses de vida aún no sostenías la cabecita, y seguimos con las mismas inquietudes y problemas de siempre: cuánta leche tomabas, cuánto engordabas, cómo dormías, y tus llantos de dolor.

Fuimos a tu pediatra Jody y recuerdo su reacción cuando te examinaba. Decía «mmmh» en varias oportunidades. Mi corazón sentía que algo no andaba bien, pero mi mente no dejaba que esa posibilidad existiera. Jody nos recomendó ir a ver a Alexa, la especialista de la oficina pediátrica en trastornos motores o atrasos. Y poco después estábamos con ella, en una serie de exámenes prácticos, campanitas, seguimiento de juguetes, movimiento suave de tu cuerpo, observación de tus reacciones. La conclusión fue firme: debíamos hacer un examen de resonancia magnética lo antes posible.

Me apuré en tomar una cita. El hospital de la Universidad de California en Los Angeles (UCLA) tardó en darnos una hora, estaban muy llenos, decían. Cuando al final nos dieron una fecha y hora, esta cayó justo el día en que habíamos planeado casarnos con Lucas. Habíamos pensado hacer una ceremonia chica, en casa, simple, con los amigos más cercanos y la familia: mis suegros, mi mamá y Michel mi padrastro, que habían viajado desde Argentina y Chile, respectivamente, para la celebración.

No dudé en aceptar la hora que me ofrecían y posponer nuestra boda. Todos estaban aquí, al igual que la Vale.

Fuimos con un nudo en el estómago ese viernes 10 de abril de 2013 en la mañana al hospital. Nos explicaron todo y te prepararon para la anestesia. Lucas y yo tratamos de ser valientes y mantener el buen humor, pero ambos estábamos muertos de miedo, y cuando te llevaron en esa camilla, anestesiado y ya semidormido para que no te movieras durante la resonancia magnética (MRI), recuerdo la sensación de tener mi corazón en la garganta. Tuve miedo, mucho miedo de entregarte así en las manos de otros que no fueran las mías. Nos abrazamos con Lucas y lloramos, aferrados el uno al otro para no perder toda compostura.

No recuerdo cuánto tiempo transcurrió, solo que me pareció una eternidad. Ahí estábamos en una pequeña salita de espera cuando llegó el doctor a buscarnos, ¿quizás una hora después? El doctor era alto, rubio y de facciones frías. Nos pidió que lo siguiéramos a una habitación contigua. Eso no podía ser bueno, pensé, y entramos en una pequeña sala de exámenes. Ahí nos dijo que habían visto calcificaciones en tu cerebro y falta de mielina, y que debíamos hacer más exámenes para conocer la causa.

Lucas se derrumbó en mis brazos, yo caí sentada en la camilla, manteniendo mi cuerpo y mente fuertes, en ese segundo al menos. Imagino ahora que el shock no me permitía procesar la noticia y la extensión de la gravedad de lo que nos decían. Solo pensaba en mi cabeza que algo encontraríamos, que alguna solución habría.

Cuando llegamos a casa, me bajé del auto, abrí la puerta y te entregué en brazos a la Vale. Ahí mismo me derrumbé, en el umbral de la puerta, quebrada en un llanto que no pararía en días.

Recuerdo a tus abuelos ahí, cerca nuestro, sin poder hacer nada, sus caras impotentes mirando nuestro mundo caerse. Acompañándonos con su propio dolor.

Lo que se suponía iba ser un día de celebración se convirtió en el día más triste de nuestras vidas. Recuerdo estar en mi cama y sentir tanto miedo y dolor que lo que quería era sacarme los ojos y arrancarme el pelo, algo para hacer que ese dolor fuera físico y no del corazón. Y en ese momento de total oscuridad, tu papá me abrazó y me dijo: «Ahora más que nunca, debemos casarnos».

Hicimos algunos ajustes achicando aún más la lista de invitados de nuestra boda, y ese domingo 14 de abril nos casamos en la terraza del condominio de Santa Mónica, donde teníamos nuestro hogar. Nos casó Sanda, mi terapeuta y guía espiritual desde hace años, quien estaba habilitada para ejercer de ministro. Asistieron tus cuatro abuelos, la Vale y solo un amigo más. Nuestros papás prepararon la comida, yo me había comprado un vestido *vintage* de los sesenta, blanco, muy sencillo; tú vestías una boina, shorts, suspensores y una humita que te había comprado la Vale.

Fue una celebración silenciosa, con sonrisas y alegrías contenidas, pero con mucho, mucho amor. Profunda y al grano. Recuerdo mirar a tu papá y sentir que los dos estábamos haciendo esto desde el lugar más sincero posible. Y no por nadie más que por nosotros mismos. Las palabras de Sanda fueron justas y todos sentimos una emoción a flor de piel.

Luego de eso, tomamos una cita en UCLA en el departamento de genética para hacer un examen de sangre más preciso, con el objetivo de saber qué condición tenías exactamente. Porque si bien sabíamos que algo no andaba bien en tu cerebro, no teníamos idea exacta de qué era lo que te estaba afectando. Solo se veían algunas calcificaciones, pero la causa permanecía desconocida.

Al mes y medio fuimos los tres a hacernos una toma de sangre. Recuerdo patente que tu papi tuvo que tomarte en brazos cuando te la sacaron. Era la primera vez, y yo no pude soportar tus llantos. Era como si me estuvieran acuchillando el corazón. Tuve que salir y dejar que tu papá fuera el fuerte en esa ocasión. Luego nos tomaron la muestra a él y a mí.

Los resultados llegaron en menos de un mes: tu papá y yo éramos cargadores del gen SAMHD1, y tú habías heredado ambas copias fallidas de ese gen. Lo que se manifestó en Leukodystrofia AGS (Aicardi Goutieres Syndorm). Así pudimos tener un diagnóstico específico. Y radical. Porque el departamento genético no tenía más respuestas que ese diagnóstico, ya que no conocía cura para tu condición. Tampoco había tratamiento, y nos dijeron que tu expectativa de vida era de un año o dos. Recuerdo la frialdad de los doctores. Recuerdo la rabia que sentí. Recuerdo que nos ofrecieron morfina como única opción y nos mandaron para la casa. Yo no quise aceptar esa droga que te hubiera dejado atontado y postrado, como tampoco acepté el diagnóstico.

Pedí una segunda opinión médica, que Jody Lappin me ayudó a encontrar en el norte de California. Hablé por teléfono con otro doctor, quien tampoco me dio mucha esperanza. Solo confirmó que no había nada que hacer. Ahí mismo comprendí que la medicina tradicional no tendría nada que ofrecernos, y empecé a buscar en todos los planos cómo ayudarte, hijo. No me iba a quedar de brazos cruzados con la previsión de la medicina alópata. Algo en mí no estaba dispuesto a aceptar tu condición como un destino final y siempre elegí mirarte como un milagro. Quizás en ello habría parte de negación de la fatalidad que venía con tu diagnóstico. Quizás había algo de instinto de sobrevivencia en ese cuadro mental, quizás era una manera para poder manejar el dolor que significaba aceptar que te irías tan temprano de nuestro lado. Puede ser, pero el asunto es que siempre pensé que te podías mejorar, al menos parcialmente, avanzando de a poco, y que así sería posible que cocreáramos un milagro. ¡Y en eso no me equivoqué!

Desde el principio tuve la intención, la consciencia —quizás no lo logré en cada instante— de mirarte en todo tu esplendor, más allá de cómo tu cuerpo se presentara en ese momento. Porque sabía que como yo te mirara, iba a ayudar a determinar cómo eras. Es algo que aprendí a muy temprana edad con mi papá y su teoría de la autopoiesis (que se refiere a la cualidad de un sistema capaz de reproducirse y mantenerse por sí mismo). Y toda mi experiencia de vida me ha confirmado que no estamos separados los unos de los otros como nuestro ego quisiera hacerlo creer: vamos creando nuestra realidad con nuestro mundo interno, nuestros pensamientos, nuestras emociones. Por eso siempre te miré como el milagro que fuiste, hijo mío.

Era primordial que te supieras amado por todos a tu alrededor. Yo y tu papá siempre te lo demostramos, en la medida en que hicimos de ti una prioridad en nuestras vidas, y dándote todos los brazos que necesitabas. Fuiste un niño casi continuamente cargado en brazos. ¡Y nunca fue una opción disciplinarte en esto! Me da alegría pensarlo así. Ahí ya me enseñabas que el amor era y seguirá siendo lo primero y lo más importante.

Elegimos siempre a *nannies* que sobre todo tuvieran buen corazón. No eran enfermeras ni tenían experiencia con otros niños especiales, pero te amaban sinceramente. ¡Bueno, estar en tu presencia era amarte! Pero se requería de una cierta fibra para aguantar la complejidad y las presiones de la situación diaria.

También supe que debíamos atender tu cuerpo espiritual. Y el nuestro.

Un paso muy importante hacia la calma para hacerme cargo de todo lo que había que abordar en adelante (medicaciones, opciones de terapia, tratamientos alternativos, sanadores) fue el llamado y la decisión de ir con Lucas a tomar ayahuasca. Yo había experimentado solo una vez antes y, con esa experiencia previa muy útil bajo el brazo, entendí que necesitábamos algo así para ayudarnos a entender por qué el niño de mi corazón, a quien yo había esperado durante tanto tiempo, llegaba tan enfermo a mi vida. Me sentí tan perdida, tan abrumada por mi dolor, que no lograba tener ni un centímetro de perspectiva.

La planta del aya es una medicina sagrada, usada desde hace siglos por tribus aborígenes del Amazonas como método de crecimiento espiritual. Es una planta femenina y una experiencia muy fuerte que se extiende durante varias horas y que requiere no solo tener una intención clara, sino que una preparación física y psicológica. Y como suele ser con aya, ella es la que te encuentra. Así que de pronto apareció una persona que nos llevó a Lucas y a mí al lugar adecuado para hacer un viaje sideral una noche mientras la Vale cuidaba de Matteito.

Estábamos nerviosos, pero seguros de que era algo que debíamos hacer. No trataré de relatar los detalles de este viaje que duró entre seis y ocho horas. Las palabras no alcanzan para describir tamaña experiencia. Solo recordaré una imagen que aún me conmueve: en medio de la alucinación pude atisbar un pajarito que parecía muerto en el suelo, todo quieto, y Ella (aya) se acercaba a ese pajarito y lo tomaba en sus manos. Después de cantarle suavemente, le soplaba aire encima. El pajarito retomaba la vida y comenzaba a sacudir sus alas y lentamente ponerse de pie. Luego aya me decía que ese pajarito era mi corazón. Me había hecho primeros auxilios espirituales, o primero auxilios chamánicos, directo a ese corazón que tenía roto y paralizado por el dolor de saberte tan mal, pollito.

Al volver de la experiencia, Lucas y yo nos miramos y ambos teníamos una leve sonrisa en la esquina de nuestros labios, y ambos habíamos llegado a la misma conclusión: «Matteito va a estar bien». Y si bien nunca supe con exactitud qué significaba eso, en términos tangibles de duración de vida o proximidad de muerte, en ese minuto elegí confiar en lo que sentía. Era como si por fin hubiera adquirido cierta perspectiva desde lo alto, que me permitía confiar en la vida, soltar el control del resultado final, sin por ello tener que rendirme. Ese fue el punto de inflexión inicial que necesitaba para librar la batalla más grande de mi vida.

Después de aya, llamé a Trish —una canalizadora que conocíamos con Lucas— para contarle y pedirle ayuda. Ella nos presentó a Missy, quien estaría a nuestro lado durante mucho tiempo y sería quien más nos ayudaría a atravesar los momentos más difíciles de tu primer año de vida, cuando estuviste muy crítico. Sus manos y masajes terapéuticos contribuyeron a bajar la inflamación terrible y cíclica de tu cuerpo. Missy te quería mucho y, si bien hubo desencuentros con nosotros, los padres desesperados, ella siempre volvía a ti, impulsada por su amor sincero y profundo, y yo siempre acudía a ella en los momentos de mayor desesperación.

Había que atender tu alma, tu espíritu y eso significó también aventurarse en un camino espiritual extraño que me era ajeno. Practiqué rituales desconocidos hasta tus últimos días. No me arrepiento, si bien son formas que en otras circunstancias quizás no habría elegido.

También pensé en tu cuerpo en términos de energía y frecuencia de vibraciones de la materia que nos compone. Muy temprano tomaste agua mineral cargada de una frecuencia emitida por un aparato llamado «Cyber Scan». Y luego nos graduamos del «Cyber Scan» y comenzamos con «Rasha», una costosa máquina de tecnología de punta, una versión 2.0 de lo anterior. Este aparato está basado en el principio de que nuestro cuerpo es energía, y en la idea de que podemos afectar nuestra materia (que es densa) con una frecuencia específica. Con la ayuda de un software de una computadora, el aparato emite un campo de frecuencia completo de sonido y vibración. Tratar energía con energía. Cuando te instalábamos allí, te poníamos los audífonos Bose sentado en una silla especial, casi siempre te relajabas, aunque también había días que no querías estar mucho rato conectado. Pero lo usual era que durmieras, así que lo considero una piedra angular de tus tratamientos alternativos.

Cuando tenías dos años llegó José Luis H., quien hace terapia cuántica. Fue una gran ayuda tener su retroalimentación frente a situaciones y decisiones muy complejas de tomar. Durante años lo usé como herramienta para ir validando mis intuiciones, y él siempre fue muy generoso y amable con su conocimiento y tiempo.

También estaban las terapias clásicas para niños como tú: terapia física, terapia ocupacional (motricidad fina focalizada en boca y manos), masajes, terapia visual, y más tarde cuando ya ibas a la escuela, terapia para aprender a comunicarte con un botón eléctrico de luz que trabajabas en apretar.

Las instituciones

Un asunto que jamás se comenta es lo difícil que es navegar por «el sistema», por todas las instituciones y servicios de todo tipo a los cuales afortunadamente teníamos derecho aquí en California, debido a tu condición, Matteito.

Cuando cumpliste cinco meses de vida, el día del diagnóstico de sangre genético específico que nos indicó el mal que padecías, una mujer se acercó a nosotros para decirnos que, debido a nuestro origen judío, podíamos conectarnos con Chai Lifeline, una organización judía. Dijo que teníamos mucha suerte, porque podría ser de gran ayuda. En ese minuto no logré dimensionar cuánta razón tenía. Al poco tiempo me llamaron de Chai Lifeline, era Gila, una mujer dulce y de gran corazón, quien se convertiría en nuestra trabajadora social. Gila fue la que me explicaba lo que tenía que pedir y lo que podía esperar del centro regional, el Westside Regional Center (WSRC). Me dijo también que tenía derecho a tener un cartel de «inválido» en el auto, cosa que hoy me parece obvia, pero que en el minuto ni se me cruzó por la mente.

El sistema americano tiene un doble filo: hay muchos servicios y leyes que apoyan a las familias como la nuestra, donde al menos uno de los dos padres tiene que dejar de trabajar para ocuparse del niño, cuyas necesidades especiales requieren un tiempo, una energía y una intensidad que sobrepasan a las de un niño normal; pero el esfuerzo que hay que poner para encontrar las ayudas, para postular, para entenderlo y acceder a él es casi sobrehumano.

Gila me ayudó a navegar en este «sistema» y me aconsejó hasta dónde pelear para obtener lo que necesitaba de cada institución. Si bien yo tenía que hacer el trabajo, me iluminaba acerca de los lugares a los cuales acudir y cuánta energía poner en mis peticiones. También fue un apoyo moral muy grande, alguien que me acogió, me escuchó cuando necesitaba desahogarme y me entendió al ser ella misma madre de un niño especial. Fue alguien con la cual pude hablar en términos espirituales. Estuvo ahí para todos tus cumpleaños, pollito. A Gila jamás se le olvidó traerte juguetes y regalos para Janucá, la Fiesta de las Luces.

Lo primero que logramos fueron muchas horas de todo tipo de tratamientos a domicilio a través del WSRC. Más adelante también me orientó en mi pelea con el distrito escolar que nos correspondía, para obtener el Programa de Educación Individualizado (IEP) adecuado para ti. Estuvo ahí para contribuir a que la asociación aportara económicamente en la compra de tu arnés HOPSA *dress*, y en el entrenamiento de Vito, el perro que conseguimos para que fuera tu apoyo y compañía.

Fue ella la que me explicó que había algo llamado CCS, IHSS y Medical, todos servicios a los cuales calificabas y que nos serían de enorme ayuda:

California Child Services (CCS) era donde ibas a tus excelentes terapias después de tu cirugía de las caderas. Y donde veíamos al Dr. Kay, el cirujano ortopédico que te operó. Todo eso de forma gratuita.

In Home Supportive Services (IHSS) terminó siendo una ayuda económica muy grande para la familia. Esta institución reconocía el hecho de que ahora yo solo podía trabajar de forma parcial o a medio tiempo, y que para el Estado sería más caro tenerte en el hospital que al cuidado de nosotros en casa. En el fondo, me pagaban a mí —al menos parcialmente—, el tiempo que yo me ocupaba de tus necesidades extraordinarias. Llegar a obtener su ayuda fue un proceso largo y engorroso, pero me apliqué en hacer los seminarios, los cursos para entender cómo calificarse como proveedor. Hice todo lo que había que hacer para lograrlo. Había que mandar unas cartolas todos los meses con tus horas, y había muchas limitaciones, pero cuando obtuvimos la ayuda fue un gran alivio económico para nuestra familia. Yo llevaba mucho tiempo sin trabajar y estaba embarazada de tu hermana. Y el trabajo de tu papá se estaba volviendo cada vez más difícil.

Medical, el seguro médico estatal, se volvió tu segundo seguro médico. Eso ayudaba mucho con todos los medicamentos que debíamos comprarte y que no eran baratos, con las estadías en los hospitales, entre otros. Si bien tardamos en entender cómo funcionaba, porque es un laberinto (¡yo creo que lo hacen a propósito para perder a más de uno en el camino!), y solo llegamos a utilizarlo los últimos tres años de tu vida, igual fue de una gran ayuda tener una segunda cobertura médica, que por lo general cubría lo que mi seguro médico no hacía al ciento por ciento.

Quizás no parezca tan complicado ahora que lo escribo, pero en su momento fueron talleres tras talleres para llegar a entender a cabalidad todas las opciones que había, para qué servía cada institución y a cuáles podíamos postular considerando tu nivel específico de impacto o discapacidad. Tuve la inapreciable ayuda de Gila y de tu pediatra Jody, pero aun así fueron años y años de poner cabeza para entender cómo bucear en un sistema de salud que no te da las cosas en bandeja, todo lo contrario. Es un sistema que existe, pero está escondido. Y como mamá agotada emocionalmente por la carga que tienes en casa, tener que descubrir cómo transitar por él no es una tarea fácil. Solo llegan a conseguir algo quienes tienen la capacidad de pelear y no bajar los brazos. Por suerte puedo decir que ese nunca fue mi caso.

La última institución a la cual llegamos fue Providence Health Care: *in home hospicio care* para niños. A sugerencia de una amiga, me puse en contacto con el Trinity Health Care y me gustó mucho el Dr. Glen, con el que hablamos por Skype. Esto fue en junio o julio de 2018, y tú ya estabas con problemas de anemia serios, así que pensé que sería bueno que alguien pudiera venir a casa a sacarte sangre y no tener que llevarte al laboratorio cada vez. Pronto entendí, sin embargo, que era una institución para quienes no tenían buen pronóstico de vida. Una ayuda para enfermos terminales. «¡Esto no es para nosotros!», dije con absoluta convicción. Tú estabas mal y frágil, pero seguíamos en plena lucha y con la determinación de que mejoraras.

El servicio quedó en *stand by*. No lo usé, pero tampoco lo cancelé. Y cuando las cosas se pusieron serias, ahí estuvieron para asistirnos, para que pudieras morir en casa. Ahora que lo pienso, tú fuiste el que los trajo hacia mí. Sabías que lo necesitaríamos. Yo solo seguí las migas que me iba dejando la vida.

Los enfermeros y enfermeras que nos ayudaron en tus últimas semanas y sobre todo en las últimas cuarenta y ocho horas de vida tienen mi eterno reconocimiento. Me tomaron de la mano y me asistieron a darte la muerte menos dolorosa posible. El oxígeno, las dosis de morfina, la larga lista de medicaciones para que te fueras en paz.

Así lo quisiste, así se dio. Como todo en tu vida.

Durante el verano de 2013 vivíamos en el condominio de Santa Mónica, donde naciste. La Vale estaba con nosotros. Yo seguía yendo a algunas audiciones, porque no estaba dispuesta a dejar ir por completo la posibilidad de trabajar. Lo que buscaba eran filmaciones cortas y ojalá cerca de casa. Este mini vínculo con mi profesión y lo que amaba hacer me permitía sentirme aún «yo», a pesar del cambio radical de vida que tuve con tu llegada.

A lo largo de tus seis años de vida filmé varias cositas cortas, papeles secundarios, y mi prioridad era un contrato con una multitienda en Chile, que había suscrito antes de mi embarazo y que me significaba viajar seis o siete veces al año a grabar comerciales para la marca. Estoy muy agradecida de haber tenido ese recurso que me permitía seguir ganando dinero sin irme mucho tiempo, aunque haya sido un desgaste energético fuerte para mí. Porque a menudo viajaba de noche y llegaba en la mañana directamente a trabajar a Santiago, para volverme al día siguiente a estar contigo.

El primer trabajo de actuación en el que quedé seleccionada después de tu nacimiento fue *Agents of S.H.I.E.L.D.* Estaba feliz porque filmaba en LA, ¡justo lo que quería! Algo pequeño y local. Tú tenías diez meses y aún vomitabas casi a diario, llorabas mucho y no dormías nada bien. Solo estabas tomando medicación para la acidez. Y estabas comenzando a comer por la boca en pequeñas cantidades de manera cautelosa y despacito.

Una noche me encontraba durmiendo contigo en la cama y lo sentí por primera vez: todo tu cuerpo se puso tieso, tus ojos cambiaron, estaban como idos. Esto duró como un minuto, tiempo durante el cual te miré extrañada, sin entender lo que estaba pasando. ¡Cómo hubiera podido! Nunca me había tocado presenciar nada igual. Cuando volviste de ese estado me di cuenta de que algo no andaba bien. Me quedé atenta, mirándote como un águila. Ya había aprendido a estar siempre alerta. Al poco rato volvió a pasar: una rigidez en tu cuerpo y un cambio de foco en tus ojos, como si te fueras. Solo después me daría cuenta de que ni pestañeabas. Me asusté y fui a despertar a Lucas, que dormía en nuestra pieza. Ahora observábamos juntos cómo una y otra vez volvía a pasar, pero cada vez más largo y más seguido.

Temprano al alba, con un nudo en la garganta y sabiendo que algo estaba mal, llamé a tu pediatra. Describí lo que te pasaba, y ahí escuché por primera vez la palabra *seizure*, convulsión. Mientras estaba al teléfono con ella, volvió a ocurrir y juntas contamos la duración de la convulsión. Su respuesta fue firme: había que darte medicación para parar las convulsiones. Nos fuimos corriendo a las urgencias del hospital más cercano (UCLA) y ahí te atendieron y te dieron una medicina que las detuvo.

Poco tiempo después fuimos a ver a una neuróloga, Tena Rosser, quien haría el seguimiento a lo largo de tu vida, y te vería siempre dos veces al año. Ella te recetó una medicación que ibas a tener que tomar tres veces al día para siempre: Keppra. La Dra. Rosser nos explicó que teníamos que ir gradualmente con esta medicación, que no era cosa de llegar y darte una cantidad enorme. Había que ir de a poco para encontrar la dosis exacta para tu pequeño cuerpo. Tuvimos mucha suerte con ella, porque ayudó a mantener las convulsiones a raya, y fue de un gran apoyo toda tu vida. También nos dio un remedio para usar rectalmente durante las crisis.

Volvimos a casa asustados frente a este nuevo desafío. Daba miedo verte así, fuera de ti, cuando no respondías y no había nada que pudiéramos hacer para sacarte de ese trance. Era mucha la impotencia que sentíamos y me daba terror, porque desconocía las convulsiones. Al saber más, más miedo me dio, porque entendí el daño que podían hacerle a tu cerebro, un daño irreversible.

Yo empezaba a filmar a los pocos días. Me fui a trabajar con un nudo en el estómago, dejándote en casa con tu papá y la Vale. No disfruté nada mi trabajo. Mis recuerdos más nítidos son de una angustia galopante al tener noticias de que habías tenido una nueva convulsión y que incluso habían tenido que usar la medicación rectal, que te dejaba todo pachucho y tirado. Me sentaba a llorar y hablar por teléfono con ustedes. El equipo se compadeció de mí y me comprendió, pero lo único que yo quería era salir corriendo para ir a abrazarte.

Tardé mucho tiempo en salir a buscar un nuevo trabajo. Estaban las ganas y el deseo tenue de «ser yo», pero sobre todo estaba la realidad aplastante de que mi trabajo nos aportaba la cobertura médica, sin la cual hubiéramos tenido que afrontar todos tus gastos médicos solos, lo cual no era una opción. Por eso siempre tuve la meta de trabajar lo suficiente para llegar al mínimo requerido para que la cobertura médica de mi gremio de SAG funcionara. No sería hasta más tarde que sabríamos que calificabas también para el seguro estatal Medical. Y una vez que lo adquirimos, se convirtió en tu segundo seguro, lo cual nos ayudó con los costos de tus múltiples medicaciones, terapias, intervenciones y estadías en el hospital hacia el final de tu vida.

Leukodystrofia Aicardi Goutières

La enfermedad con la que fuiste diagnosticado es degenerativa y pertenece a las mutaciones genéticas que afectan a la mielina. Se trata de una sustancia que cubre la llamada materia blanca del cerebro, que se encuentra debajo de la materia gris. La mielina cumple con la función de acelerar la velocidad y la fluidez con la que viaja la información de los impulsos nerviosos.

Esta condición no tiene actualmente en el mundo ni cura ni tratamiento. Es una enfermedad muy rara, de la que no existen demasiados antecedentes ni estudios que permitan entenderla un poco. Apenas se están empezando a hacer experimentos científicos en los que prueban una droga inmunosupresiva, interferón (muy conocida por su aplicación en pacientes con SIDA) para ver sus efectos, en comparación con un tratamiento con placebo. Es difícil participar de esas pruebas. Para hacerlo, tendríamos que habernos ido a Europa, donde se experimentaba. Yo estaba dispuesta a mudarme, pero saber que nos podía tocar el placebo y no la prueba con el medicamento, me detuvo de intentarlo. Y no saber si esa droga sintética te ayudaría o no, Matteito.

Todas las veces que hablé con especialistas del norte de California, de Francia, de Inglaterra o de Washington sentí que no estaban interesados en ayudarnos, sino más bien en obtener información. Siempre se la dimos, en la medida de lo posible. Pero supe que nuestro camino no iba por ahí, Matteito. ¡Lo consideré! Sobre todo cuando me enteré de que una de estas pruebas se realizaría en Francia, donde aún tenía un departamento y familia, por lo que no era descabellado pensar en movernos. No obstante, sentí que el camino de los fármacos no iba a ayudarnos.

Hoy la ciencia no tiene manera de cambiar la secuencia de un gen fallado: puede que ese gen venga mal escrito, como si trajera una falta ortográfica, o puede ser que le falten palabras en su frase para ser un gen que funcione a cabalidad. De cualquier modo, el resultado cuando ambas copias de ese gen vienen con un problema es una enfermedad. Un gen tiene siempre dos copias, razón por la cual yo y tu papá —ambos— somos portadores/cargadores de una de esas dos copias fallidas, pese a que no padecemos de Leukodystrofia AGS.

Había una probabilidad en un millón de que los dos fuéramos cargadores de ese mismo gen fallido. Sin embargo, tú heredaste esas malas copias de SAMHD1, haciéndote parte de los muy escasos seres humanos que padecen esta enfermedad.

En tu caso, naciste así. Nunca tuviste capacidades que luego perdiste, como algunos niños con otros tipos de Leukodystrofia. Tu cuerpo se formó y llegó así a mis brazos.

Tengo que decir que solo fue gracias a la medicina y a la ciencia que llegaste a nacer, ya que seguramente tú y yo hubiéramos muerto en el intento de parto que no quería suceder. Pero esa misma ciencia que te ayudó a nacer no fue capaz de mantenerte con vida más de seis años.

EL CUERPO

La Leuko AGS impactó tremendamente tu cuerpo: nunca tuviste buena motricidad. Nunca pudiste sostener el peso de tu propia cabeza del todo, y menos usar tus manos o piernas de forma controlada o autónoma. Por eso comer o tomar agua fue siempre un desafío tan grande: en tus días malos, no tenías la motricidad suficiente para tragar bien la comida en puré que te hacíamos en casa y que constituía la fuente de tu alimentación. Y el agua, tan fina y escurridiza, era una textura muy desafiante de deglutir sin tragar mucho aire o sin atorarte.

El hecho de que hayas comido por la boca, sin tubos ni aparatos, es un testamento de tu gran voluntad, de tu alma de guerrero y tu deseo de gozar todo lo que pudieras esta vida. De superar tus limitaciones.

El gran riesgo que temían los doctores, era que pudieras aspirar comida por las vías respiratorias, por lo cual me aconsejaban ponerte una sonda gástrica directo a tu pancita para darte de comer por ahí desde el inicio. Eso llevaría a una infección pulmonar, pulmonía o cicatrices en las paredes internas de los pulmones. Pero nunca estuviste hospitalizado por esa razón, ¡nunca tuviste ni una sola pulmonía! De una manera u otra, protegiste tus vías respiratorias, tosiendo o haciendo lo necesario para deglutir con éxito.

Sé que esta situación fue altamente excepcional. El resultado se debe a mucha paciencia de parte nuestra por darte porciones pequeñas de comida y a tu ritmo. Y también de tu propio deseo de disfrutar de la comida que te hacíamos con mucho amor en casa.

Padecías también de *cortical blindness* (ceguera parcial debido a tu cerebro). Esto fue mejorando un poco con los años, pero no podremos saber nunca en qué medida; nos dimos cuenta al observar cómo mirabas con curiosidad creciente el mundo que te rodeaba. Eras muy curioso estirando tu cuello hacia todos lados para ver qué estaba pasando por ahí. Pero sabemos que nunca viste bien, ni del todo.

No podías articular palabras, nunca dijiste «mamá». Pero te hacías entender con tus ojos, sonrisas, sonidos de carcajadas, quejas o llantos. Para los que te conocíamos bien, o los que aprendieron a observarte, tenías un lenguaje suficientemente claro que nos permitía comprender tus necesidades. Más complicado era detectar dónde estaba el dolor o qué exactamente te molestaba. Requerías que te mirara con ojos de águila, descifrando el más mínimo detalle de tu cuerpo o expresiones.

Desde que naciste padecías de grandes dolores de cabeza, de hinchazones y lesiones muy profundas en tu piel, que se generaban en tus extremidades. A veces eran una o dos en las manos o pies, y en otros periodos de inflamación cubrían todo tu cuerpo, de pies a cabeza incluyendo tus orejas, nariz, muslos y brazos. No había cómo impedir que salieran, solo supimos ayudarlas a que sanaran de la mejor manera posible con una crema natural que poníamos en las mañanas y en las noches.

Tenías espasticidad e hipotonicidad. Eso hacía de tu cuerpo un flancito amorfo, que no se podía sostener en su centro, pero con unos espasmos rígidos en tus brazos y piernas, que a los cuatro años nos llevaron a tener que hospitalizarte por primera vez para una cirugía de tus dos caderas, porque tu fémur ya estaba en un 80 por ciento dislocado de un lado y 50 por ciento del otro.

En el último año de tu vida, tu cuerpo también sufrió de artritis pediátrica severa, y luego de una anemia galopante.

Hacia el final, estabas lleno de fármacos todo el día que fueron poco a poco apagando la fuerza vital de tu cuerpo y aliviándote los dolores que tenías: rondas sucesivas de esteroides para calmar una hinchazón que te desfiguraba; alcanzaste a recibir un par de transfusiones sanguíneas y muchos antibióticos para ayudar en esas transiciones.

En las últimas semanas, y acelerándose todo hacia el final, tuvimos que pasar a la morfina y el Valium como única manera de que pudieras aguantar estar vivo en tu pequeño y débil cuerpo.

La alopecia que empezó a principio de 2018 ya te tenía calvo, y estabas tan flaquito que tu cara era un esqueleto.

En agosto de 2018 decidí que necesitábamos ponerte un tubito gástrico para ayudarte a comer e ingerir la gran cantidad de medicinas que debías tomar múltiples veces al día.

GRA

Como siempre fuiste flaquito, tu dieta fue una prioridad para mí y para quienes me ayudaron en el camino de tu vida: te hacía unos menús de comidas frescas, orgánicas, altas y densas en calorías. Para beber, el agua de coco era tu favorita. Te comprábamos fruta fresca. Te preparábamos el yogurt en casa con un poco de miel y cereales, y te hacíamos legumbres, verduras, arroz y pollo. Nunca faltó la palta. Ni las batatas, que adorabas. Y de snack amabas la compota de manzana o pera hervida con canela, mezclada con una cucharada de mantequilla de almendra.

Te encantaba comer, pero te cansabas rápido. Y siempre era una batalla comer a buen ritmo, dejándote tiempo de eructar, porque si no lo hacías, se acumulaba la bola de aire y te obligaba a vomitarlo todo. Cada una de las tres comidas tardaba una hora en promedio, y cada uno de los dos snacks al menos treinta minutos. A veces, cuando estabas muy bien, ¡tu habilidad y motricidad estaban en llamas y comías como una bala! Tomabas agua con ganas y en gran cantidad. Pero lo cierto es que la mayor parte del día se iba entre el esfuerzo y el placer de comer.

Otro gran problema era dormir. Nunca dormiste toda la noche. Quizás una par de veces en tu vida. Te despertabas y requerías contención. A veces tenías fiebres que siempre me asustaban mucho, porque podías gatillar más convulsiones. El mal dormir tenía que ver con tu inmadurez neurológica, como un bebé, pero también con tu hipersensibilidad acústica. No dormías profundo, y cualquier ruido te despertaba. Los ruidos fuertes o repentinos te hacían saltar y llorar. Solo hacia el final parecían afectarte menos. Lo peor eran los ruidos agudos, como los gritos de tu hermana; esos nunca los toleraste, se veía que te dolían, y no podías soportarlos.

Así que siempre tuvimos que tener ayuda. Y esas personas también las escogiste con pinzas a lo largo de tu vida. Si alguien no tenía que estar a nuestro alrededor, rebotaba como pelota de nuestra casa, siempre de forma fuera de nuestro control. Es casi gracioso pensarlo ahora: solo podía acompañarte un corazón auténtico.

Quizás el corazón más grande de todos los que nos rodearon fue el de Gra. Fueron varias las personas que de una u otra manera nos acompañaron en el camino de tu vida, a muchos les tengo un enorme agradecimiento, pero a Gra jamás podré retribuirle todo lo que hizo por ti. Ella llegó a nuestras vidas para reemplazar a la Vale, quien se iba después de trabajar un año con nosotros, como habíamos convenido. Estábamos muy ansiosos con respecto a este cambio, porque sabíamos que tomaría un tiempo, y no estábamos seguros de que ella pudiera con todo lo que tú requerías. ¡Era mucho! Gracias a Dios no solamente pudo, sino que fue tu guarida más sólida, los brazos que más te reconfortaron como una segunda madre hasta tu partida. ¡Te amó con una devoción que jamás podré terminar de agradecer! Tú, Matteo, también le cambiaste la vida. Pienso que de alguna manera divina ustedes se pertenecían el uno al otro. Sé que ella lo siente así.

Después de la casa de San Vicente, en Santa Mónica, rentamos una casa en Venice, a la espera de un hogar definitivo en Malibú. ¡Cuántas mudanzas en tu corta vida!

En la casa de dos pisos en el corazón de Venice teníamos más espacio para convivir con Gra, y tener una pieza para recibir a mi mamá, a los abuelos o al tío Gastón cuando venían por temporadas largas a estar con nosotros. Recuerdo que nos gustó mucho, porque tu pieza y la de Gra estaban la una pegadita a la otra, de modo que te podía cuidar de noche sin problemas y nosotros descansar un poco. Aunque nunca dejé de escucharte y bajar cuando llorabas en las noches.

Cuando ya estábamos instalados en Venice sentí muy claramente el deseo de que tuvieras una hermana o hermano que pudiera acompañarte. En un comienzo pensaba sobre todo en ti, no tanto en mí, ni en nuestra pareja, ni siquiera en la personita que llegaría. Pensaba en lo bien que te haría tener el estímulo de un par, y cuánto podrías aprender de él y cómo lo amarías. No sería hasta estar embarazada que me conectaría con este nuevo ser y la amaría tanto como tú.

Recuerdo haberlo hablado con Lucas con una certeza absoluta. ¡Creo que en vez de preguntarle se lo afirmé! Pobre. Debíamos tener otro hijo, para ti, Matteito.

Recuerdo también que nos aconsejaron fuertemente hacerlo mediante fertilización *in vitro* (IVF), porque la realidad es que al ser ambos portadores del gen problemático había 25 por ciento de probabilidades de que naciera con la misma enfermedad. Y la IVF permitía prever eso.

Pero algo en mí sabía con absoluta certeza que Lunita vendría sana. Y mi marido, Dios lo bendiga, confió en mí. Solo me pidió que hiciéramos los test genéticos cuando fuera el momento adecuado (pasado el tercer mes de embarazo) para estar seguros de que no tendría Leukodystrofia. Ambos acordamos que hablaríamos en ese momento. Lucas decía que de ninguna manera podría con dos niños enfermos. Y honestamente creo que yo tampoco, pero tenía la certeza de que no sería así.

Empezamos a probar. Recuerdo haberme sorprendido cuando no me quedé embarazada al primer intento, como contigo Matteito. Claro, ya tenía cuarenta y dos años, pero mi cuerpo y mi estilo de vida siempre habían sido sanos. Al final serían tres intentos, tres meses hasta quedar embarazada de tu hermana. Lo intuí inmediatamente, al igual que ocurrió contigo.

Los primeros dos meses fueron de mucho cansancio y náuseas. Me sentía mal y sobre todo tenía mucho sueño, lo que es normal pero más aún porque veníamos de mucho tiempo de mal dormir. Luego me estabilicé, comiendo carbohidratos y dejando de tomar teína.

Al tercer mes fuimos a hacer la amniocentesis. Fue un momento tenso, porque flotaba la pregunta de qué haríamos si yo me había equivocado y este bebé venía con Leuko. ¿Sería capaz de terminar mi embarazo? Nunca lo sabré. Me alegro de no tener que haber atravesado ese umbral.

Fue un gran alivio cuando nos dijeron que estaba bien. Y ya entrando el segundo trimestre volví a tener un embarazo tan grato como el primero: me sentía feliz, bien y fuerte. Mis hormonas, por otro lado, estaban haciendo de las suyas, ¡y creo que mi pobre marido quedó traumado! Mis emociones estaban a flor de piel. Y los viajes a Chile para filmar los comerciales no ayudaban a revertir mi cansancio.

Quizás estoy romantizando el momento, pero igual tengo lindos recuerdos de ese periodo. Gra ya estaba muy adaptada a ti y tú a ella, era evidente que se querían y esa ayuda de tan buena calidad me permitía hacer yoga, cuidar de ti, de mí y del bello ser que llegaría.

En febrero nació Luni. Llegaste al hospital con la Vale, quien había venido a visitarnos para el nacimiento. Estabas todo hermoso y lleno de sonrisas. Y cuando volvimos a casa, lo primero que hice fue darte a Luna en brazos. Estabas fascinado con ella. ¡No le quitabas los ojos de encima! Eran puras carcajadas y sonrisas cómplices. La amaste desde el minuto en que la viste y tu adoración por ella fue siempre igual. Lo único que nunca te gustó fueron sus gritos tan agudos que podían romper las ventanas. Estoy segura que te hacían doler la cabeza y tus pobres tímpanos.

Verlos juntos, cuidarse, mirarse siempre fue una de mis más grandes alegrías. Y cuando pienso en eso, más que nuca me dan ganas de tener otro bebé para que Luna pueda seguir teniendo una relación especial con un hermano. Ha sido difícil aceptar que ahora a mi cuerpo es menos fértil y que nosotros necesitamos un descanso. No es fácil renunciar a esta idea porque, además, deseo ser mamá nuevamente, por eso elijo confiar que si un hijo debe llegar, llegará. Que los niños vienen de todas formas en esta vida. Y que ahora más que nada me toca focalizarme en mí misma, mi marido y mi hija, que soy tan afortunada de tener.

LA TRANSICIÓN A LA ESCUELA

Cuando cumpliste cuatro años se terminaron las terapias a domicilio, y la responsabilidad pasó al distrito escolar al cual pertenecíamos. Para ese entonces nos habíamos mudado a Malibú para darte una calidad de vida más tranquila, con un jardín que disfrutabas.

Pensamos esa casa, su adquisición y también su renovación como algo para ti, Matteito. La idea era darte un oasis de tranquilidad, lejos de los ruidos de la ciudad. Estábamos rodeados de naturaleza y paz, como te gustaba. Nada te hacía más feliz que mirar la luz brillar a través de las hojas de los árboles.

Como estábamos en Malibú, caímos en un distrito unido: Malibú y Santa Mónica. Enseguida me puse a recorrer las opciones de colegios en ambas partes y, cuando visitamos la clase de Santa Mónica en la escuela de McKinnely, sentí que era el lugar adecuado para ti. No era ideal, pues estaba más lejos (en un buen día a 35 minutos de distancia y en un mal día a una hora). Pero amé a quien sería tu profesora, Miss Nell, y sentí que te adecuarías muy bien a los cuatro niños que ya estaban ahí. Sobre todo, a una niñita que tenía desafíos parecidos a los tuyos, Nayomi.

Cuando nos decidimos por esa escuela, me tocó empezar a negociar con el distrito escolar tu Plan Educación Individual (IEP): qué servicios de terapias te darían y cuán a menudo, qué transporte y sobre todo lo que me importaba, la persona que te asistiría *one on one*, es decir una persona en exclusiva para tu cuidado, ya que no podías hacer nada solito. Me angustiaba pensar que alguien que no supiera leer tus señales te diera de comer o beber, por el riesgo de aspiración que podía terminar en pulmonía. Fue muy difícil para mí soltar el control, delegarlo a un tercero que no fuera la *nanny* que teníamos en casa y que yo había entrenado. Me quitó más de una noche de sueño.

Parecía imposible pensar en que algún día irías a la escuela. En realidad nunca lo consideré cuando eras chico, pero cuando se acabaron tus servicios a domicilio me vi impulsada a dar ese paso. ¡No podía imaginarte en la escuela! ¿Cómo dormirías? ¿Aguantarías un día entero (de 8:30 de la mañana hasta la 1 de la tarde) sin dormir una siesta de media mañana? ¿Qué pasaría si te daba una convulsión? ¿La persona que me asignarían sería amable y paciente contigo? ¿Sabría respetarte? ¿Y tus tiempos para comer? ¿Comerías suficiente en la escuela en los tiempos más acotados que tendrían para eso? ¿Cómo sabría si no te trataban bien si no podías contarme tu día?

Un millón de preguntas y miedos me plagaron durante los extensos seis meses que negocié con la escuela para obtener lo que consideraba necesario para ti.

Parte de mi deseo de sobreponerme al miedo de soltarte era que recordaba haber visto una charla TED en que se hablaba de la importancia de encontrar el grupo de gente que se parece a ti, y te puede dar un sentido de identidad cuando eres muy diferente a tus padres. Yo me daba cuenta de que también te sabías diferente. Eso me partía el alma. Mis ganas de darte la oportunidad de encontrar a tus pares fue más grade que mis miedos. Y el deseo de darte un mundo fue más grande que el impulso de mantenerte en la burbujita de la casa.

Estoy segura de que no me equivoqué: amabas ir a la escuela; por supuesto hubo días que, si no estabas lo suficientemente bien, no te mandábamos. Pero muchos otros, aun cuando estabas cansado por las malas noches que solías pasar, te gustaba encontrarte con tus amigos y otros niños que se parecían a ti, en particular con Nayomi. Todos bromeábamos que era tu novia. Los acostaban uno al lado del otro y se miraban, se sonreían y se apreciaban. ¡Era emocionante!

En mi lucha por que te dieran todo lo necesario encontramos a Luz, la persona que estaría contigo en exclusiva durante tu corta vida escolar. Ella venía por ti en las mañanas con un taxi especialmente designado de la escuela, y ahí te ibas en tu silla de auto desde Malibú hasta Santa Mónica. A veces, ella te daba agua en el camino y te ayudaba a sacar los chanchitos del desayuno. Luego te ayudaba a atender en el colegio, te daba tu *snack*, agua, te cambiaba el pañal, y te ayudaba en las terapias del día o las actividades que lideraba Miss Nell para todos los niños, con la ayuda de varias otras personas encargadas de los otros chicos.

Recuerdo patente el primer día que te llevé a la escuela. Pedí postergar el transporte escolar y llevarte yo misma durante un par de meses para asegurar una transición más fácil, y no bombardearte con tanta novedad. Nos fuimos conversando en el auto y te contaba lo que pasaría. Teníamos esas conversaciones a menudo, y otras veces te ponía una música que te gustara y te abría la ventana para que sintieras el aire marino refrescar tu cara mientras manejaba.

Llegamos a la escuela, estacioné el auto, bajé tu silla de ruedas y te instalé ahí. Entrando a la escuela me encaminé hacia el aula que ya conocía por haber estado ahí contigo y en las reuniones previas. Subí la rampa empujando tu silla de ruedas hasta esa puerta. Pasar ese umbral fue algo que no puedo describir. De pronto me di cuenta de que estábamos ahí. Contra todo pronóstico había llegado un día que jamás había imaginado en mis más remotos sueños: ¡estabas empezando el colegio! No pude contener las lágrimas de emoción. Sentí una mezcla de orgullo y victoria mezclada con un miedo terrible.

Ese día solo te dejé una hora y me quedé por ahí cerca atenta a mi teléfono. Pasó el tiempo y volví a tu escuela, y con trepidación entré al aula. Y ahí estabas, de lo más bien. ¡Y cuando me viste se te iluminó la cara! Te abracé y te di mil besos como de costumbre. Nos despedimos por el día y te llevé de regreso a casa.

Así fuimos de a poco alargando tu tiempo con Miss Nell, Luz y tus compañeros. Te volvías cansadísimo en el auto conmigo. Y más adelante en el taxi. En general, lograbas relajar tu cuerpo y dormirte. Pero a veces, a pesar del cansancio, no lograbas dormir. Y hacia el final del trayecto, llorabas de agobio o impotencia. Corríamos yo o Gra a abrazarte y te tomábamos en brazos hasta que te durmieras o descansaras lo suficiente.

No fue fácil. Ni para ti ni para mí. Pero estoy segurísima de que valió la pena darte esa experiencia de independencia. Fuiste muy amado en esa escuela. Durante el día de vigilia cuando te fuiste vinieron muchas personas de McKinnely: desde luego Luz y Miss Nell, Nayomi y su mamá, pero también las señoras que te veían en la entrada del cole todos los días. Te conocían y te amaban.

Ya lo he dicho mil veces, ¡conocerte era amarte! Siento mucho orgullo del efecto que tenías sobre la gente. Eras un sol magnético. Incluso durante el recreo, cuando mezclaban a tus amigos del aula con los chicos neurotípicos, eras un hit. Eso era maravilloso, no solo para ti sino para los otros chicos también. Me contaba Luz (¡tengo fotos!) que en ese momento todos los chicos rodeaban tu silla de ruedas para jugar con tu pompón o tus burbujas. Al comienzo debían limitar la duración e intensidad de esta exposición a tantos chicos tan ruidosos, pero en tu último año escolar —tenías cinco años— asistías a eventos llenos de ruidos y estímulos sin ni un problema, escuchando y observándolo todo. ¡Cuánto creciste, hijo!

Mo

Los perros para mí siempre fueron un miembro más de la familia. Tengo recuerdos nítidos de mi primer perro Peluso, que nuestros padres nos regalaron a mis hermanos y a mí para Navidad, cuando yo tenía cerca de cuatro años. ¡Lo amé mucho! Fue un aliado emocional en momentos clave.

Y más recuerdo aún a mi primera perrita propia Mo (Monroe), que fue como mi primera hija. Ella era una pequeña bulldog francés que me acompañaba a todos lados, viajes y trabajos incluidos. Éramos inseparables, y bastante iguales. Por desgracia, solo la tuve tres años, porque a esa edad tuvo un problema totalmente inusual: se le deslizó una vértebra de la nada, rompiendo la médula de su columna. La llevé al veterinario de urgencia y me dieron dos opciones: hacerle una operación muy costosa que no garantizaba resultados o hacerle una eutanasia. No dudé en hacer lo primero. Al despertar, Mo quedó paralizada de las caderas para abajo. Fueron momentos duros, porque nuestras vidas cambiarían, pero yo estaba dispuesta a cuidarla y amarla así. De modo que le encontré unas rueditas que sostenían la parte inferior de su cuerpo para que pudiera caminar con sus patas delanteras. Me dediqué en cuerpo y alma a su rehabilitación por un par de meses, con terapias bisemanales en lugares especializados para perros. Estábamos librando la batalla de su vida. ¿Suena similar?

En retrospectiva pienso cuánto Mo me preparó para lo que viviría contigo, Matteo. De alguna manera fue una mini versión de lo mismo cuatro años antes. Me desviví por Mo, cuidándola de día y de noche, porque al quedar paralizada de las caderas para abajo también había quedado incontinente, y le tenía que cambiar su pañal o limpiar el área en que se encontraba. Llegué a pesar 49 kg de puro estrés y agotamiento. Recuerdo que, preocupada, mi mamá vino hasta Los Angeles para ayudarme.

Todo culminó en un momento que tengo nítido en la mente, cuando ella me miró a los ojos y me dio a entender: «¿Ya está, mamá? Porque yo estoy lista». Entendí en ese preciso instante que me estaba esperando para que pudiera dejarla ir en paz. Tuve a mi primera guagua peluda solo tres años conmigo. Tuve a mi primer hijo solo seis años conmigo. Y ambos me pidieron dejarlos ir de la misma forma: sin palabras, hablándole a mi corazón.

A ambos los tomé de la mano y los acompañé hasta el borde del abismo de la pérdida, en conocimiento de causa de lo que estaba sucediendo y con todo el amor que mi corazón podía contener.

A Monroe le compré su carne favorita como última cena. Luego fue en mi casa y en mis brazos que el anestesista le dio la medicina para dormirla al más allá. Sentí su cuerpo aflojar y su alma desprenderse. Lloré amargamente. Durante mucho tiempo tuve una pena negra, sin un dejo de alegría, porque ella era mi alegría. A los treinta y seis años y sin hijos, Mo era muchas cosas para mí.

Jamás pensé que viviría algo tan similar contigo, Matteo.

En tus últimos momentos tuve pensamientos parecidos para ti, hijo, quería a toda costa aliviarte del dolor que padecías. Yo sabía que ya estabas cansado de luchar y que era el fin. Fue terrible sincerar esos pensamientos con mi marido, pero al saber que él también los compartía, nos ayudó a limpiar la culpa, manejar la angustia y soltar el deseo de controlar. ¡Cómo entiendo a esos padres o seres queridos que quieren aliviar el sufrimiento de un ser amado! Es amor. Puro amor querer liberarlos. En nuestro caso, logré darme cuenta de que estabas a cargo de tu destino y que había que confiar en la muerte como en la vida. Por eso tuvimos la fuerza de rendirnos a los pies de lo que sucediera y dejar que tú mismo eligieras tu hora. Y lo hiciste con una precisión impactante.

Vito

La experiencia con Mo me llevó a querer darte un compañero incondicional a ti también, Matteito. Ya que no tenías días de juegos con amigos y vivías una vida más bien solitaria en casa, solo rodeado de tu núcleo familiar y de algunas personas cuando ibas al colegio o a terapia, pensé que sería maravilloso que tuvieras un compañero de cuatro patas a quien denominar tu mejor amigo. Pensé que si era un perro de asistencia también podría ayudarte a dormir en las noches si se acurrucaba contigo y te hacía compañía. Imaginamos que podría presionarte el pecho en los momentos de estrés o angustia, y teníamos la ilusión de que pudiera acompañarte hasta al colegio.

Así que junto a tu papá nos pusimos en campaña para buscar ese perrito especial para ti. A través de Gila te organizamos encuentros con perros que te visitaban en casa regularmente. Sabíamos que te gustaban, entonces le preguntamos a Gila quién podría entrenar a un perro. Ella nos puso en contacto con una mujer de Arizona, Elizabeth, que nos prometió un perro de tamaño y raza adecuados (Lucas había pedido que fuera hipo-alergénico para que los pelos no te molestaran ¡ni a ti ni a él!), entrenado y listo en un año bajo su cuidado. Nos pareció perfecto, excepto que eran muchos miles de dólares, además del precio del perro. ¡Una locura! Algo de ayuda nos dio la fundación Chia Life, que siempre fue muy generosa.

Al poco tiempo nos dimos cuenta de que Elizabeth nos había engañado con el tamaño del perro en cuestión: ella nos había hecho comprar uno grande y nosotros habíamos pedido un perro chico para que pudiera subirse a tus brazos. Varios meses después, empezamos todo desde cero. Esta vez con un cachorro que Lucas fue a buscar a Chicago en el medio de la nada. Habíamos elegido un mini-goldendoodle, que bautizamos Vito, en honor a Don Corleone, El Padrino, de una de nuestras películas favoritas.

Con el cachorro en nuestras manos, llamamos a Elizabeth para coordinar e ir dejárselo para empezar de nuevo el entrenamiento con el perro de tamaño adecuado. Supimos que el perro anterior lo había vendido a otra persona, y nunca nos reembolsó nada. Y entonces debimos haber sospechado, pero habíamos invertido tanta plata que no queríamos darnos cuenta de que nos habíamos equivocado con ella.

Elizabeth no estuvo dispuesta a aceptar a Vito con las vacunas del criador y nos obligó a ponerle todas las vacunas de nuevo. ¡Pobre cachorro! Y sobre todo tuvimos que esperar meses a que esas vacunas nuevas se incubaran y Elizabeth estuviera lista para aceptarlo.

Así nos vimos en nuestra casa de Malibú, con Luna de menos de seis meses, contigo Matteito ¡y con un cachorro que se meaba y cagaba por todas partes! Con Lucas nos queríamos matar. Fue un momento de mucho estrés donde cuestionamos nuestra decisión.

Cuando por fin Lucas tuvo permiso para llevar a Vito a su entrenadora a Arizona, tuvimos que esperar todavía otros cuatro meses más para obtener sus primeras respuestas, siempre monosilábicas. Según ella, el perro no estaba progresando. Al final, nos escribió para decirnos que era *untrainable*, que no servía, y que sabía a quién podía regalárselo. En ese momento me enfurecí y rayé la cancha. ¡Lo que más rabia me dio es que dijera que un perro era tonto y que no podía aprender!

Le pedí a Lucas que nos hiciéramos los boludos, que recuperáramos al perro y que diéramos por perdidos los muchos miles de dólares en un entrenamiento inexistente. Ahora tenía claro que el problema era la mujer y no el perro. Busqué una segunda opinión con otro entrenador, esta vez en LA.

Y así fue que Vito volvió a casa, sin saber ni ir al baño. Pero ya había encontrado a otra entrenadora cerca de nosotros, dispuesta a llevárselo una semana para darle una oportunidad de aprender. Vito se socializó y enseguida aprendió las cosas básicas. Y sobre todo se tranquilizó, porque llegó muerto de miedo de ese lugar en Arizona. Quién sabe lo que llegó a hacerle esa mujer. Me dio mucha impotencia, sobre todo porque después me enteré de que había hecho lo mismo con otras dos familias de Malibú. Quién sabe a cuántas otras familias estafó.

Pero ahí estábamos y yo no iba a abandonar a Vitito. Después de esa semana con la nueva entrenadora, lo trajimos a casa y asumí el trabajo de enseñarle con amor a ser parte de nuestra familia. Tenía la mejor disposición y entendía que había que tener cuidado con tu cuerpo, hijo. Y Matteito, a ti te encantaba esa bolita peluda en tu faldita que te lengüeteaba sin parar. Tus risas eran todo lo que yo necesitaba para seguir adelante con ese nuevo desafío.

Una tercera entrenadora empezó a venir una vez a la semana a casa. Yo la llamaba la Jedi. ¡Hipnotizaba a Vito! Junto a mis esfuerzos por reforzar sus lecciones, Vito aprendió muy rápido, y consiguió ser un verdadero perro de asistencia.

Se volvió tu mejor amigo, como queríamos, pero también el de Luna.

Vito llenó la casa de sonrisas. Ahora cuando pienso en él y en todo lo desafiante y frustrante que fue, sé que valió la pena. Cuando te fuiste dejando ese vacío tan grande en nuestras vidas, Luna fue mi salvación y Vito mi propio perro de asistencia. Sigue durmiendo en mi cama entre Lucas y yo. Y no podría ni describir la calidad de soporte emocional que ha sido desde que no estás. Es como una extensión de ti. Él será por siempre un perro terriblemente dulce, franelero y regalón.

CINCO AÑOS

El 19 de noviembre celebramos tu quinto cumpleaños. Al día siguiente teníamos organizado un viaje con Gra a Malasia para hacer un tratamiento con células madre. Fue un viaje largo y épico, y ahora que lo pienso creo que fue el regalo más grande que pudimos darte: la mejor oportunidad que teníamos a nuestro alcance de salir adelante, de mejorar tu condición y de emprender una aventura, juntos, hasta el fin del mundo.

Al cumpleaños invitamos al grupo de amigos de siempre y algunos más: Alison, Ingrid, Johan y Rachel, Debi y John, Angie, Flor, Martita —mi manager—, Ryan y su mujer e hijos. También viajó desde Argentina el tío Gastón, que quería estar presente.

Ya estabas bien recuperado de tu cirugía de las caderas, pero las ronchas en tu piel estaban muy mal, peor que nunca. Habían subido desde tus pies hasta tus caderas, y de tus manos a tu torso. Ya incluso tenías algunas en la panza. Estaban grandes, feas, abiertas o muy rojas. Se veía violento y doloroso. Y pesar de todas las cremas tópicas que te poníamos, que ayudaban a sanar, nada ayudaba a prevenir.

Compré muchos más globos de lo necesario, como ya era mi costumbre, y un número cinco de tamaño gigante. Una vez más me hubiera gustado que hubieras podido disfrutar de la celebración más tiempo, pero te cansabas y tenías sueño, querías alejarte del ruido. Así que lo hicimos a tu manera: los regalos te los dieron uno a uno, y cada cual conectó contigo a su manera. Y ahí estaban en respuesta tu silencio, tus ojos dulces y tu presencia infinita.

Al día siguiente empezaría una nueva etapa, una nueva aventura en un impulso por mejorar tu calidad de vida. Nos tomamos el avión a Malasia a las 8 de la tarde.

Justo antes empecé mi *Diario*. Aquí se los entrego con amor y con la esperanza de que pueda servir a otros a llegar a la convicción de que nada nos separa de nuestros seres más queridos.

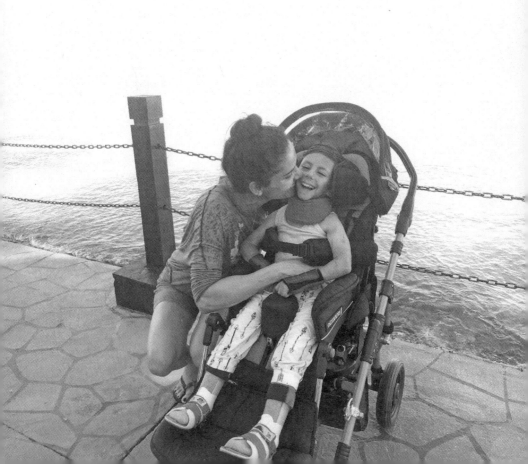

EL DIARIO

AÑO 2017

26 de octubre

Mi terapeuta por dieciocho años, Sanda, me ayudó a conectar conmigo misma en una sesión, y en un momento de silencio que logré abrazar, escuché: «Ve [a Malasia]. Y ten paciencia».

Cómo podía saber que la parte de la paciencia iba a tener que ver con lidiar con los doctores. Pensé que se trataría de esperar a ver los resultados de la terapia a Matteo. Pero su aplicación me afectó de una manera mucho más directa e inmediata. Estuve más de dos años explorando la posibilidad de un tratamiento como ese, y casi otro año entero en conversaciones con ellos.

Unos días antes de Malasia llamé a James Hopson para preguntarle dónde hacer los testeos de metales pesados que me pidió el Dr. Halim, el pediatra con más experiencia en dar células madres a niños en Malasia. Me recibió con una sonrisa y me preguntó si había escuchado su mente, pues justo estaba pensando en mí. Le dije que por supuesto que sí. Procedió a leerme unas páginas de un libro de Dr. David Steenblock, en el que se relata un tratamiento realizado en México con células madre del cordón umbilical a una niña con Leukodystrofia Metacromática (LMC) en 2005. Tuvo excelentes resultados.

Obviamente llamé de inmediato a ese doctor, mandé los formularios y el historial médico de Matteo, y quedamos de hablar el martes siguiente. Quizás podrá orientarme hacia otro lugar donde puedan tratar a Matteo, o al menos por el monto de la consulta podré hacerle las preguntas que estimo necesarias. Voy a hacer una lista exhaustiva.

Al menos me siento más tranquila así, encaminada hacia un destino más certero.

Anoche soñé que corría y corría por un aeropuerto con Lucas. Íbamos con un grupo de celebridades frívolas a un destino muy lujoso. Pero Lucas se había olvidado de sus dos ordenadores, así que fui a buscarlos. El lugar estaba tan repleto que dejé caer mis maletas en el sitio más insólito y tuvimos que volver a recogerlas. Corrimos para llegar al embarque jadeando y estresados, sabiendo que veníamos tarde.

Me desperté a las 5:30 de la madrugada y aquí estoy. Intentando estar presente, tener mayor consciencia de mis propias emociones, ser lo más amable conmigo que pueda. Mi amiga Sonya —con la que me tome un café ayer, y que me impulsó a escribir este diario— realmente se ocupó de hacerme reflexionar. ¿Quieres que Luna sea tan dura consigo misma como tú? ¿Me beneficio de unos estándares tan altos, siendo tan autoexigente? ¿Podría usar un poco más de compasión hacia mí de la misma manera que lo hago con mis hijos? Obviamente la respuesta es sí.

30 de octubre

El aislamiento, la soledad, la sensación de estar por completo sola como madre de un niño en una situación en la que no se pueden aplicar reglas ni normas, me parece una de las cosas más difíciles.

Cuando a Luna le ocurre algo propio de su crecimiento, la capacidad de comparar su experiencia con los demás pone las cosas en perspectiva.

Con Matteo no hay ninguna guía, ninguna experiencia paralela que puede enriquecer mi mirada. Y los increíbles y necesarios expertos médicos están para guiar, pero de ninguna manera tienen una visión completa.

Todavía me pregunto si debimos haberle puesto un tubo gástrico para su alimentación. Comenzó a comer a los seis meses y desde entonces esa pregunta sigue ahí sin respuesta clara. Su alimentación es muy laboriosa y toma una hora por comida.

Solo hay un sistema que tengo para guiarme en todas las decisiones relacionadas con Matteo: esa sensación en mi estómago que dice «sí» o «no». Mi intuición se ha vuelto más aguda con el tiempo. Supongo que se podría decir que él me ha regalado el haber afinado esa habilidad.

Tengo un marido que me apoya. Tengo ayuda en casa. Creo que sería imposible escribir esto si no fuera así.

El cuidado de un niño con las necesidades de Matteo consume tanto tiempo y energía que no queda espacio para nada más. Te aísla por completo pues te consume desde todos los ángulos, y te aísla emocionalmente pues nadie puede compartir el dolor que significa ver sufrir a tu hijo. Verlo limitado. Sin proyección o futuro. Sin que pueda progresar de una manera natural, como un niño neurológicamente típico.

Los momentos de amor, de absoluta bendición, de comunión plena que comparto con mi hijo me recargan profundamente. El tipo de amor que él da y asegura en retribución está muy cerca del amor más puro e incondicional. Porque eso es lo que es: amor puro. La experiencia de rendirse en su vida respecto de su cuerpo físico, de su cognición, lo hacen un maestro en ello. Su dependencia profunda y constante de los demás en relación con cualquier cosa en la vida: dormir, comer, jugar, moverse, bañarse...

Cómo las madres como yo lidiamos con la profunda tristeza y sin embargo seguimos cuidando a nuestros hijos sin nunca bajar los brazos es algo que apenas empiezo a dimensionar. Brutal.

Tengo que encontrar el espacio para expresar estas emociones y también tener la lucidez para reconocer la absoluta necesidad de autocuidado, de tener tiempo libre para poder respirar el aire que llena mis pulmones.

Es un oxímoron.

Una extraña contradicción: somos tan fundamentales en el cuidado cotidiano y sin embargo necesitamos tiempo para renovarnos y volver frescas. No es de extrañar que tantas parejas se separen, porque mantener una relación viva en estas circunstancias es un desafío mucho mayor que el de un matrimonio regular, y eso ya es suficientemente difícil.

Siento que soy capaz de manejar tantas cosas. Pero no debería exigir esto a todos como estándar: ni a mi marido ni a mis hijos. Ni siquiera a mí misma, cuando a veces no estoy en el mejor de mis momentos, el de súper *woman*.

Es una bendición y una maldición ser tan eficiente, hace que cada uno a mi alrededor —incluyéndome— espere que lidie con mucho más de lo que a veces puedo.

Poner las cosas en su sitio y ver todo lo que debe ser realizado es importante para en ocasiones simplemente pedir ayuda.

He estado pidiendo ayuda a mis amigos y es maravilloso sentirse emocionalmente apoyado y visto.

Le he pedido ayuda a Lucas y se ha adaptado a estar más presente y consciente de cómo amarme y apoyarme.

Las preguntas que haré al Dr. Steenblock / Halim:

- Células pre-cursoras v/s células umbilicales (más viejas). ¿Por qué?
- ¿Quién es el mayor especialista en el mundo de células precursoras?
- ¿Cuál es la adaptabilidad de las células para casos complejos?
- ¿Dónde se inyectan? ¿Por qué?
- Biomediscan.
- Terapia electromagnética combinada con la puesta de oscilador de resonancia.
- Cámara hiperbárica.
- Péptidos del SNC.
- Células SCT, ¿de qué tipo?
- PSC neural.
- Progenitor olygodendrocitos.
- Sistema límbico
- ¿Apunta a los síntomas o espera un crecimiento de mielina?
- ¿Está dirigido a la composición genética? ¿A la función epigenética?
- ¿Ha visto a otros niños con Leukodystrofia?
- ¿Cuáles han sido los resultados?
- ¿Qué podemos esperar?
- ¿Cómo sé si las inyecciones le hacen bien? Periodo de resultados.
- ¿Transplante de xeno?

31 de octubre

Ayer me llamó la Dra. Hanna para hablar sobre Matteo, y no el Dr. Steenblock, como me habían dicho. Quería saber si estaba segura de no hacer una «terapia de genes». Nunca había oído hablar de eso.

Conversamos durante quince minutos. Al final estaba furiosa porque me hicieron rellenar formularios, enviar informes médicos, y no me dieron la oportunidad siquiera de hablar con el doctor que me interesaba.

Le pregunté si al menos podría orientarme en alguna nueva dirección, pero ella señaló que solo el doctor respondería mis consultas. Unos minutos después recibí la llamada de Chase, el joven que había respondido mi primer llamado, y me dijo que el doctor no tenía nada que recomendarme, y que no nos tomarían como pacientes porque era imposible ayudarnos con la condición de Matteo.

¡Grrrr!

Me dio mucha rabia y frustración. En la noche, al dormirme, sentí mucha ansiedad. Comí chocolate amargo, del que hago en casa, y traté de leer lo más que pude sobre la «terapia de genes», que fue lo único que me quedó de todo el intercambio con la oficina del Dr. Steenblock.

Después de la ingestión de más alimentos de lo necesario, me fui a acostar: pude estar conmigo misma, con la ansiedad, con la sensación de sentirme sobrepasada por toda la información médica.

Me resisto a volver a meterme en otro ámbito médico nuevo, investigando esta vez de «terapia genética», sin entender aún si a Matteo le va a servir. Eso es fatal para mi angustia, porque me siento aún más sobrepasada.

A la vez reconozco la inevitabilidad de esa realidad. Lo tengo que hacer. Y ya.

Me comprometo conmigo misma a encontrar espacios de escritura. Escribir por las mañanas está muy bien. No me molesta despertar al alba, quiero al menos tres veces por semana sentarme a escribir lo que sea, este diario, terminar un nuevo artículo sobre él, y quizás el libro que ambiciono sobre nuestra experiencia como familia.

No he pensado más sobre la IVF (fertilización *in vitro*). No tengo espacio en la vida ahora para hacer un tratamiento. ¿Quizás en enero? ¿Febrero? Quizás en Malasia me den a mí una inyección de regeneración para estimular mi sistema reproductivo y la fertilidad natural de mi cuerpo. ¿Quizás podríamos adoptar? ¿Quizás un huevo donante? ¿Y yo cargar al bebé? En realidad hay muchas opciones para agregar un miembro más a la familia.

2 de noviembre

Después de más de un año de diálogo y varios meses de negociaciones intensos el viaje a Malasia está cerrado: compramos pasajes, estamos viendo los detalles de la estadía y nos comunicamos casi cotidianamente con el Dr. Halim sobre inquietudes y detalles médicos.

Lucas y yo nos estamos repartiendo las tareas, lo que me ha permitido no sentirme tan desbordada.

Pero confieso que estoy ansiosa. Y que estoy recurriendo a la comida como paliativo, para llenar esa sensación necesito comer chocolate (¡por suerte del casero que hago yo!). Muy a menudo y muchos. Tengo la necesidad de dulce.

Ayer fue un día *non stop* de arreglar asuntos concretos y me doy cuenta de que me genera angustia.

Mi manera de hacer las cosas no es con una sonrisa, sino que algo agobiada y seria.

Probablemente me beneficiaría tranquilizándome más, dándome una palmadita en la espalda y reconociendo lo bien que lo estoy haciendo, para que la dureza de ser tan autoexigente se disipe un poco. Debería reconocer que estoy haciendo un gran trabajo frente a las extraordinarias circunstancias de la vida que se nos han dado. Estoy lidiando con gracia con los desafíos (¡la mayor parte del tiempo!) y estoy comprometida con el amor y la bondad.

Me gusta guardar espacios para mis amigos, para verlos y hablar con ellos. Aunque no sea todo el tiempo, me aseguro de relacionarme con otras mamás, algunas artistas, y ese grupo de mujeres me inspira. Cada vez más, se han convertido en fuentes de reflexión de hacia dónde quiero llegar y ser.

Me gusta que me doy el tiempo de hacer ejercicio casi a diario (cinco veces a la semana). Me centra en mi cuerpo, me da energía y me da la fuerza y el valor que necesito. Sentirme fuerte para mis hijos no es solo un estado mental, sino también una condición física. Soy una mejor persona después de ejercitar y enraizar mi energía en mi cuerpo físico.

Trato de siempre dirigir esta casa de manera ordenada, sana y con generosidad. Comemos conscientemente. Me gusta modelar eso.

Me gusta que Lucas y yo tengamos una relación basada en un amor real, con altibajos y desafíos, pero ambos estamos dispuestos a trabajar en ello.

Ayer fuimos donde Sanda y abordamos algunas banderas rojas que surgieron, la más importante es nuestra dinámica y cómo nos gatillamos el uno al otro.

Soy impaciente, crítica.

Él es olvidadizo, *checked out*.

Ambos creamos esta dinámica, de modo que para ser plenamente responsables, ambos necesitamos ver que aportamos a ella. Ese es un punto importante.

Lo otro es compartir las tareas de nuestras vidas. Quién hace qué.

Escribiremos esta lista y veremos en profundidad cómo compartir mejor la carga. Y Sanda nos recomendó ser extra conscientes de los sentimientos que surgirán al redistribuir esta carga a ambos lados.

Lo que hago:

- Reclamaciones y seguimientos de los dos seguros: SAG (Seguro médico del gremio actoral) + Medical
- Centro de ayuda
- Distrito escolar con su IEP (Plan de educación individual)
- Pago de *nannies*
- Manejo de ingresos desde Chile
- Lidiar con abogados
- Provisión de cobertura médica para nuestra familia
- TODAS las cosas médicas de Matteo: los doctores, qué tratamientos, hacer citas, qué suplemento debemos agregar a su dieta, sus horarios de terapias, sus traslados a las terapias, llevarlo a sus citas con los doctores
- ¿Lucas podría pedir las medicinas? ¿Los suplementos?
- Mis audiciones / trabajo
- Pagar a la empleada doméstica
- Trato con el banco para el préstamo inmobiliario
- ¿IHSS? (*In home supportive service*)
- Comprar comida para la casa
- ¿Hacer la cama?
- ¿Hacer la cena para la noche? O al menos pensar en qué se va a comer
- Visitar y buscar la mejor escuela para Luna
- Cuidar de Luna cuando no hay niñeras

- Cuidar de M cuando no hay niñeras. ¿Cómo compartir mejor esto? ¿Dividirlo más equitativamente?
- Archivar documentos de la familia

Estoy cansada y soñolienta por irme a la cama tan tarde, pero me gusta encontrar esta hora tranquila para estar sola y escribir.

Tengo el objetivo de escribir un post de Facebook sobre la cirugía de caderas de Matteo antes de salir hacia Malasia. Me gustaría sacarme eso de la mente antes de emprender nuestro viaje.

4 de noviembre

Anoche tuve un sueño fuertísimo. Vivía en los tiempos del nazismo y era sabido que te podían conducir a la muerte si eras judío. No sé si era por eutanasia o por horno, pero nos llevaban a Lucas y a mí a morir en el día de nuestro matrimonio. Yo trataba a toda costa de evadir lo inevitable, pero no podíamos zafar, teníamos que presentarnos ante la muerte.

Veo la muerte como un cambio profundo. Y lo que nos pasó a nosotros es que nos dieron la noticia de que algo no andaba bien con nuestro Matteo el día de nuestro matrimonio.

En la víspera de tantas transformaciones, todo se me revuelve y me toca reflexionar sobre los cambios internos profundos que me ha tocado vivir desde que Matteo llegó a mi vida.

Algo murió. Algo mutó desde ese lugar de dolor profundo. De quiebre. Va más allá de la humildad. Miro la vida desde otra perspectiva y ahora lo que más deseo es un mínimo avance para que pueda utilizar sus habilidades físicas y cognitivas, para que pueda comprender el mundo y desarrollar sus maneras de comunicación.

Más que nada anhelo verlo correr, hablar y desenvolverse en el mundo.

8 de noviembre

Hay mucho movimiento alrededor nuestro, algunos asuntos se están estabilizando. Faltan dos piezas clave aún: conseguir una nueva casa y mudarnos (vendimos nuestra casa de Malibú para pagar el tratamiento con células madre en Malasia), y hacer el viaje a Malasia y ver los resultados.

El nuevo colegio de Luni ya está cerrado, las clases de *groundlings* (improvisación) que estábamos tomando terminan el próximo jueves, el cumple de Matteo está organizado a grandes rasgos y ahora falta pulir los detalles del viaje en menos de dos semanas. Lucas está haciendo su estudio de sueño para que lo ayude a saber por qué duerme tan mal, y yo dejé el tratamiento de fecundación *in vitro* de lado por el momento, porque no me da el cuerpo para todo. Terminé de escribir el texto sobre la cirugía de las caderas de Matteo y me apronto a empezar a escribir sobre las células madre y el viaje a Malasia.

Ahora lo que más me cuesta es manejar mis propias expectativas del trabajo versus el viaje.

Me doy cuenta de que sueño con trabajar, hacer proyectos creativos y en particular una serie que fuera buena, aquí en L.A. Eso sería estupendo, poder grabar estando en casa con mis hijos y marido. De lunes a viernes. En inglés para el mercado norteamericano o mundial.

Tengo que focalizar mi mente y esfuerzos en saber con toda certeza que estoy atrayendo los trabajos perfectos y apropiados para mí. Y confiar en eso. Y en generar cosas con un contenido que me mueve.

Lo otro que tengo que manejar con consciencia son las expectativas del viaje a Malasia.

¿Cuánto va a mejorar Matteito?

¿Cuán dolorosas son las inyecciones?

¿Cuánto tardaremos en ver resultados finales?

¿Cómo manejaremos el viaje de tantas horas en avión?

Aquí de nuevo debería focalizarme en confiar en la vida. En Dios, en los ángeles que nos rodean, que todo está en orden y sucederá de la mejor manera posible y que los resultados serán óptimos. Serán exactamente lo que él necesita y lo que su cuerpo pueda recibir. Afirmo mi creencia y confianza en ello.

Así mi ansiedad se aparta. Porque elijo confiar que Matteo se sanará de la manera adecuada, y en el tiempo divino.

Confío en que atraigo los trabajos perfectos para mí.

Confío en que tendremos mucha suerte y haremos el trato perfecto para la casa de nuestros sueños.

¡Confío en la vida!

10 de noviembre

Se terminaron las clases de primer nivel de improvisación. Pasé al siguiente, al nivel intermedio. Pero no sé si quizás repita el básico una vez más.

La fecha del viaje se acerca, tengo la impresión de que todo está más o menos listo y en su lugar, y estoy contenta de ir.

Me siento positiva y más tranquila de forma general ahora que escribí el último texto de Matteo sobre la operación de sus caderas. Lo publicaremos en la revista *Ya* y veremos qué hacer con las fotos. Ojalá pueda venir de nuevo la Javi Eyzaguirre. Me gustaría usar esas fotos como *X-mas cards*. Si ella no puede ¿quizás Paul pueda hacerlas?

En la pared de un baño leí: «Tu historia puede ser la llave que libere a otra persona de su cárcel. No tengas miedo de compartirla».

Ya han pasado cinco meses desde la operación de Matteo, y atrás ha quedado la etapa de su recuperación post cirugía. Matteo sigue demostrando un inmenso deseo de darlo todo en su terapia de rehabilitación, y estamos inmensamente orgullosos de ver brillar, una vez más, su alma guerrera.

Gracias a esta cirugía, Matteo está haciendo cosas que jamás pudo hacer antes, como poner peso sobre sus caderas y pararse con asistencia. Lo más increíble de todo es que está dando sus primeros pasitos en un andador que afirma su cuerpo. Lloré cuando lo vi mover un pie hacia adelante y empujarse. ¡Un paso! Y lloré no porque jamás pensé que ese momento llegaría (me aferro a esa imagen en mi mente como a un salvavidas), sino porque me sorprendió estar viviéndolo. No tenía cómo saber que este momento mágico e inesperado llegaría y, de pronto, en esa sala de terapia física del estado de California, junto a Beth, su terapeuta, cuando estaba por cumplir cinco años, sucedió.

No es la primera vez que me pasa algo así. Me ocurre a menudo, de hecho, cuando estoy sumergida en una experiencia con él y, de pronto, levanto la vista y me doy cuenta de dónde estamos parados y lo lejos que hemos llegado. Me pasó eso mismo cuando empujé su silla de ruedas rumbo a su sala de clases el primer día de colegio, cuando Matteo tenía cuatro años. Fue como si la realización de estar viviendo por fin algo tan esperado golpeara al igual que un trueno mi consciencia. Habíamos llegado hasta ahí, juntos. En equipo.

* * *

Operación de las caderas

Voy a retroceder y explicar la situación que atravesaba Matteo antes de esta cirugía: su extrema espasticidad, hipotonía e hipertonía tenían su cuerpo sometido a mucho estrés. El tono muscular de sus piernas estaba lentamente dislocando ambas caderas. Sus abductores y tendón de la corva estaban tan apretados que no podía estirar sus extremidades inferiores, ni abrir sus caderas. Era tan extremo que sus piernas se cruzaban como tijeras y ambas caderas estaban dislocadas a 80 y 50 por ciento, respectivamente. Una intervención quirúrgica era imperativa.

El primer paso fue encontrar un médico con el cual nos sintiéramos cómodos. Y aquí agradezco mi gran suerte de tener una buena cobertura médica y acceso a excelentes hospitales especializados. Sé que no todos los padres tienen esa posibilidad, y eso me duele mucho. Nuestro médico ortopedista, Dr. Kay, es mi héroe máximo: su gran mérito no es solo su virtuosismo como cirujano sino que también su compasión hacia las familias con las cuales trabaja. Obviamente, en el último control médico de esta semana lloré (sí, una vez más) por el profundo agradecimiento que siento hacia él. Tenemos otro control en medio año más, pero por ahora estamos exactamente donde queremos estar.

El día de la cirugía, que programamos con más de seis meses de anticipación, fue durísimo. Semanas antes, el estrés por lo que sería ese momento iba en aumento. Al llegar la hora, fue como vivir una avalancha de temores desatados. Cuando se llevaron a Matteito, ya un poco adormecido en una camilla hacia el pabellón, Lucas y yo nos abrazamos para contener el miedo y la impotencia que sentíamos. Poner la vida de tu hijo en manos de otra persona es aterrador. Las largas cuatro horas que estuvo en pabellón, y lejos de mí, fueron tortuosas. En realidad, quizás fueron tres horas. Solo recuerdo que se me hicieron eternas y que cuando por fin nos avisaron que la intervención había sido exitosa, fue como si me quitaran un elefante de encima del pecho. Un rato después, nos llevaron a la sala de cuidados intensivos, donde Matteo iba a despertar de la anestesia. Yo quería estar ahí cuando abriera sus ojos, pero lo primero que escuché al entrar fue un ronco gemido lleno de dolor y confusión. Me precipité en dirección de aquella voz que reconocí sin titubear, y abracé con fuerza a mi hijo entre cables y sueros conectados a su cuerpo. Se calmó de inmediato, pero entonces vino el siguiente grito de rabia y confusión para intentar decirme: «Mamá, ¡¿por qué me hicieron esto?!». Qué impotencia no poder explicarle. Qué difíciles fueron esos días siguientes al no tener el lenguaje verbal como herramienta para contarle a Matteo lo que le estaba pasando, y así poder aclararle por qué tenía ese yeso en forma de letra A desde sus caderas hasta sus tobillos. Yo se lo repetía una y otra vez, ¿pero cómo saber cuánto entendía y cuánto podía comprender?

Siguieron tres días y noches en el hospital. De ellos, solo recuerdo estar a su lado en la cama, tratando de contenerlo lo mejor que podía, haciendo el enorme esfuerzo de intentar descifrar sus llantos para identificar cuándo eran de dolor, por los espasmos o la frustración, y así poder administrar los diferentes calmantes o relajantes musculares adecuados.

Para Matteo, comer siempre fue un desafío y la papilla hecha en casa que le dábamos fue aún más difícil de administrar en estas condiciones. Comía poquito, y despacio. Dormía por breves intervalos y solo conmigo a su lado en la cama. Se me acurrucaba como cuncuna al pecho. Estuvimos así, muy cerquita, todo el tiempo. Al segundo día, Lucas llegó a ayudarme algunas horas para que descansara en el hospital. Pero me era imposible entregar su cuidado, incluso a su papá. Creo que fue al tercer día, ya en un estado de agotamiento total, que logré dormir unas horas en la banqueta de su habitación, y luego salí del hospital a comer algo y caminar.

En contraste a los tres días encerrada en el hospital, que son borrosos e imprecisos, recuerdo nítidamente esa caminata el aire libre, pues aprendí una lección a la cual recurro continuamente: el autocuidado es una necesidad imperativa para padres en circunstancias extremas. Es muy fácil olvidarse de uno, seguir empujando el cuerpo y la mente para estar ahí, para tu hijo. Pero hay un momento en que el tanque está vacío, y ya no tienes nada más que dar. No te queda nada. Y en ese estado, no le sirves a nadie. Esa caminata al aire libre me regeneró. Ese plato de comida caliente me nutrió. Ese espacio de silencio y soledad me permitió volver a mí misma. Y solo así pude regresar a cuidar a Matteo de una forma más entera y eficaz. Es tan fácil olvidarse de uno, ¿no es cierto? Creo que esto es verdad para todos los padres, en general, pero más aún en circunstancias extraordinarias.

Al cuarto día, dieron de alta a Matteo y pudimos volver a casa con una silla de ruedas especial que aguantaba el enorme yeso en forma de A. Fue un gran alivio volver, ver a mi hija Luna y encontrar la familiaridad del hogar. Vito, nuestro perro, también se alegró al vernos. Pero entonces surgió un nuevo desafío al no tener el apoyo de las enfermeras, y tener que navegar la medicación y la frecuencia de las dosis solos. Nos organizamos con listas y gráficos (algo que hago a menudo y que es fuente de constante burla de parte de mi marido). Fueron tres meses intensos en casa con el yeso.

Pero yo ya había aprendido mi lección, y esta vez me dejé ayudar. Y agradezco a los ángeles por lo firme y presente que es Lucas, y por la gran ayuda de la *nanny* que tiene Matteo, la misma desde hace tres años, Gra, y una nueva *nanny* maravillosa, que llegó al poco tiempo de la cirugía, y se quedaría con nosotros hasta el final, Marce. Así, entre todos, nos rotamos días y noches para cuidarlo.

Fue por uno de esos días que la vida me presentó una oportunidad de volver a poner esta lección en práctica. Me llegó una invitación del Sundance LAB, organización de gran prestigio fundada por Robert Redford en Utah, para participar ese año en el taller de directores. Entonces hice algo que jamás hubiera hecho y, contra toda expectativa, acepté. Me costó mucho, porque debía abandonar mi casa por tres semanas después de la cirugía de Matteo, pero mi marido insistió. Además, la sensación de que me debía esto a mí misma era tan fuerte, que terminé yendo (en realidad yendo y viniendo, pues volvía a casa todos los fines de semana). Y estoy feliz de haberlo hecho, pues ahí me hice amigos de por vida y conocí a una maravillosa directora chilena Francisca Alegría, y me sumé a su proyecto de largometraje, algo que siento muy cercano a mi corazón y que nutre una necesidad creativa personal.

Dos grandes cicatrices terminaron a los costados de las caderas de Matteo. Su fémur fue reacomodado a un nuevo ángulo con la ayuda de dos pequeños *pins*. El doctor también estiró sus tendones afectados y podía extender completamente su cuerpo y abrir sus caderas. Un nuevo mundo se abrió para mi hijo: su cuerpo le permitía trabajar sus músculos y probar cuáles eran los nuevos límites.

Mi hijo, mi eterno maestro: no importaba lo mal que hubiera podido dormir con ese maldito yeso, siempre encontraba una sonrisa para regalar. No importaba cuán incómodo fueran sus espasmos post cirugía o el dolor que le generaran sus cicatrices, siempre dio todo en su terapia de rehabilitación cuando por fin se liberó del yeso. Y en adelante siguió dando el mil por ciento, siempre sorprendiéndonos. En especial a los doctores, que le habían dado un año, o dos, de vida.

Así es que yo aspiro a ser como Matteo. También quiero dar mil por ciento de mí. A él, por supuesto, pero también a mí misma, a mis seres y amigos queridos, a mi arte y a los que puedan sentirse solos y asustados porque están viviendo una historia similar. Yo también busco mis nuevos límites al compartir este escrito de mi puño y letra. Creo que necesitamos más inclusión y quitar el estigma asociado a la discapacidad. Yo no siento vergüenza de mi hijo, no lo quiero esconder o poner en un instituto, bien al contrario: me llena de orgullo ser su madre y que él sea parte de nuestra familia. Espero que, al leer esto, algunos de ustedes reconozcan a una familia como la mía, y la entiendan un poco mejor.

Como dijo Fito Páez: «¿Quién dijo que todo está perdido? Yo vengo a ofrecer mi corazón». Y es verdad. Cuando esa frase se hace realidad, el amor todo lo puede. Y eso, lo aseguro yo.

* * *

23 de noviembre

Kota Kinabalu, Malasia

Finalmente llegamos anoche, a una amable recepción por parte de Marc (gerente de la clínica) y Rodney, nuestro chofer. El departamento que ponen a nuestra disposición es nuevo y está medio vacío, salvo por unos muebles. Es hermosa la vista, pero a la vez es ruidoso. Ya nos acomodamos en este lugar con nuestras cosas y las compras básicas para poder hacerle papilla fresca a Matteo.

El viaje no fue tan duro como anticipaba. A pesar de un atraso del avión, salimos bien y con una mini dosis de 1 mg. de Valium, que a veces le damos a Matteo desde su cirugía, él durmió ocho horas en los brazos de Gra, por lo que yo también pude dormitar lo mejor que se puede en clase turista.

Ratoncito mío, tú tenías tu propia silla, pero no te podías sentar solo en ella. Y tu comida fue todo un desafío por supuesto: de casa te trajimos la papilla en un *cooler* con hielo y luego en el avión fui a pedir a la tripulación que nos la calentaran al baño maría. Épico. Sin Gra hubiera sido imposible dejarte ni un solo minuto para ir al baño. Pero de alguna manera lo logramos y estuvimos bastante bien.

La llegada a Manila fue un poco más desafiante, porque debíamos pasar migración, volvimos a despachar maletas y el vuelo de dos horas a Kota Kinabalu se hizo largo: Matteito estabas cansadito y te empezaste a quejar y llorar, lo que siempre me parte el alma cuando no te puedo consolar. El resto del viaje te portaste como un príncipe y colaboraste de maravilla.

Una vez instalados en el departamento, después de una ducha y un poco de comida, pudimos dormir por dos horas. No había tina, como en casa, así que aprendí a ducharme contigo sentada en una silla de plástico o en el suelo para poder enjabonarte y sostener tu cuerpo a la vez (¡siempre me faltan manos contigo!).

Esta primera noche también estuvo bien. Te dormiste tipo 9 pm y solo despertaste por treinta minutos, y luego seguiste de corrido hasta las 5.45 am. ¡Muy buen promedio para ti!

Yo me dormí a las 10 pm y desperté contigo a las 6 am. Solo me desperté un par de veces en la noche, confundida por el entorno.

Preguntas para el Dr. Halim + Dr. Dee:

- ¿Hay probióticos aquí?
- ¿Por qué elegir cada tipo de células madre?
- ¿Cuáles son las reacciones esperadas?
- ¿Cuáles serían las señales de malas reacciones?
- ¿Cómo se priorizan los síntomas?
- ¿Duran los efectos? ¿O todo se puede volver a perder?

- ¿Cómo se dosifica la cantidad de células madre administradas?
- ¿Células madre de regeneración para mí?

24 de noviembre

Hoy fuimos a la clínica y empezamos con el examen del Dr. Halim (el pediatra con más experiencia, que vive y trabajaba en otro lugar de este país). Hablamos y revisamos de nuevo juntos el protocolo que vamos a seguir durante estas dos semanas en Malasia.

Serán tres rondas de inyecciones de CMP (células madre pluripotentes), espaciadas en este tiempo y dejando suficiente tiempo al final, antes de subirnos al avión de regreso.

Entre medio haremos sesiones de terapias que aconsejan para ayudar a la integración de las CMP: cámaras hiperbáricas selladas, pulsaciones de frecuencias, y otras más. Vendremos todos los días a la clínica para hacer terapias.

La primera inyección que hizo el Dr. Halim estuvo ok. ¡Lloraste un poco, pero fuiste muy valiente! Nos quedamos en observación un par de horas y no tuviste ninguna reacción adversa, así que pudimos volver al departamento. Estoy contenta con este primer encuentro, ahora por fin estamos aquí, empezando este tratamiento que espero te ayude a estar mejor, pichoncito mío.

27 de noviembre

Hoy fue la segunda inyección, también hecha por el Dr. Halim ¡y también la toleraste bien! Entre tanto, seguimos haciendo la cámara hiperbárica a presión, que programo a la hora de tu siesta. Casi siempre te quedas ahí dormido, muchas veces con Gra, otras tantas conmigo.

Pasamos mucho tiempo dándote de comer en un salón tranquilo que nos ofrecen. Estás muy curioso y estiras tu cuellito para todos lados para ver mejor que está pasando a tu alrededor.

Entre cada ronda de inyección de CMP, te seguimos dando los péptidos sublinguales (es un extracto de la CMP que se absorbe bajo la lengua).

28 de noviembre

Hacer estas terapias todos los días se hizo cuesta arriba para ti. Así que hoy nos tomamos un día de descanso para ir a la playa a pasear. Pasamos un día hermoso, una mini aventura que nos hizo muy felices a los tres. Fuimos a un hotel al borde del mar, nos sacamos unas fotos, caminamos por los senderos pavimentados que permitían el acceso con tu silla de ruedas y disfrutamos de la brisa, de los árboles y su sombra.

Después paseamos por la playa y te cargué en brazos, porque tu silla de ruedas no podía pasar por la arena.

¡Qué placer verte tan feliz! Eres tan curioso y te encanta descubrir el mundo alrededor tuyo. A Gra y a mí nos encanta verte así. Fue un día de relajo muy necesario.

30 de noviembre

Hoy mi tata cumpliría 103 años.

Te agradezco tu constante presencia y cuidado, abuelo. Me cuidas siempre, incluso cuando ya no estás. Tu regalo en vida y tu herencia me han ayudado a cuidar de mi familia y hacer este viaje a Malasia con mi Matteo.

Ayer, tras la tercera implantación de células madre que esta vez hizo el Dr. Dee y no Dr. Halim, a las cuatro horas Matteo empezó con un cuadro febril. Me llamo la atención que pusiera ambas inyecciones en el mismo glúteo. El implante fue a las 2 pm y a las 5 pm comenzó a llorar durante dos horas hasta que a las 6 pm le subió la fiebre y le dimos un supositorio antipirético.

Ha tomado el remedio cada cinco horas de forma consistente para poder comer, dormir y estar bien. Mucho trapito mojado para bajarle la fiebre y mantenerlo cómodo también, pero no es suficiente.

Ya han pasado más de veinticuatro horas. Dicen que por lo general el cuadro febril o la reacción pueden durar uno o dos días, pero pueden ser hasta tres.

Las células de ayer (adrenal córtex) son las propensas a fiebres.

Fueron horas difíciles hasta poder dormir a las 1.30 am. Y despertar a las 5.30 am con Gra avisándome que tenías 38.7°. Me quedé contigo toda la mañana para que ella pudiera descansar, ya que le había tocado toda la noche.

De algún modo logré procesar emocionalmente en la corta noche el estrés y la urgencia del día. Hablé con mi mamá, quien me ayudó a mirar las cosas desde una dimensión espiritual y ver los patrones antiguos que estaba dejando ir: los miedos. Miedo de estar sola. Miedo de perder a Matteito. Miedo de verlo sufrir. Dónde había faltado amor en mi vida, y cómo eso se había manifestado incluso en la tarde de ayer.

Después de que Matteo llorara a gritos por dos horas, tuve que respirar profundo y me sentí frustrada, y fui brusca en mis movimientos con mi pobre pichón. Y eso me dio pena. Encontré un nuevo límite a mi capacidad de amarlo, y hoy a pesar del cansancio, lo expandí.

Mucho fue respirar y sentir amor después de llorar a mares la pena. Pero está bien ser débil, frágil y endeble.

Lloré a mares la pena, no solo de ver a Matteo mal en este momento, sino que todas las otras veces.

Lloré al sentirme sola aquí en el fin del mundo sin mis redes de apoyo como mi marido, ni recursos como nuestra pediatra de confianza, lloré de sentir la impotencia de no poder hacer más por él.

Lloré de cansancio y miedo de que todo esto no sirviera de nada.

Lloré de miedo de perder a Matteo y no poder salvarlo.

Y después de todas esas lágrimas encontré un pedazo de amor por mí misma. Encontré la sabiduría de comprender que no estoy sola. Estoy conectadísima a la luz y también a mis seres queridos.

Encontré la fuerza y la fe para renovar mi convicción de que esto ayudará a Matteo. Encontré un poco de amor propio y apreciación hacia todo lo que soy capaz de hacer.

Hoy que Matteo se estabilizó, encontré momentos para mí. Ir a comprar un café durante diez minutos. Ir una hora al mall para comer un pastel y comprarle un regalo a Luni. Ducharme y lavarme el pelo.

Y sobre todo pude conectar mi corazón con la luz divina. Y expandir el sentimiento de sanación hacia Matteo, hacia Gra y hacia mí.

Ayer en la mañana tuvimos una discusión con Gra. Nos peleamos, porque no toleraba más su actitud negativa y su cara larga. Fui cuidadosa en decirle cuánto apreciaba el amor y la dedicación hacia mi hijo y hacia mí, pero también le pedí que no se amurrara tanto. Lloró. Se victimizó, pero la dejé. Una hora después pudimos hablar y hacer las paces con cariño y respeto mutuo.

Y esta mañana me contó el sueño que tuvo durante la noche. Dos conejos estilo Sherlock Holmes se metían por los túneles de la tierra a buscar algo. Estaban investigando por dónde tenían que ir. Eran buenos y Gra los tenía que proteger, cuidar que nadie les hiciera daño.

Se me llenaron los ojos de lágrimas. Fue un mensaje directo: las células madre de la implantación de Matteo son de origen de conejo, me dijo ayer Michelle (dueña de la clínica). Gra no lo sabía. Y los túneles por los que investigaban entonces eran el cuerpo de Matteo, buscando sanarlo.

Muy hermoso. Me tranquilizó ese mensaje. Y a pesar de que sigue estresándome ver al pichón más o menos nomás, y lidiar con el equipo médico aquí en Malasia, siento con certeza que todo estará bien.

3 de diciembre

Fueron 48 horas de mucho estrés, tenías fiebre y no te sentías bien. Pero gracias a Dios, después te estabilizaste, justo a tiempo para volver a casa, porque en un momento pensé que íbamos a tener que cambiar los vuelos. Pero mañana nos vamos. Estamos cansados por la intensidad de la estadía y listos para volver a nuestro hogar.

5 de diciembre

Ayer hicimos el viaje corto de Kota Kinabalu a Manila, donde dormimos una noche en el Hotel Belmont, no tan lejos del aeropuerto.

Por fin, nos subimos al avión a las 10 am, Gra cargándote a ti y yo, todos los bolsos. Esta vez te sentamos en tu propia silla de avión, pusimos varias frazadas y cojines para sostenerte, y ahí te quedaste de lo más chocho, sentado solito y observando todo. Soportaste el vuelo como un campeón. Colaboraste, como siempre cuando sabías que estábamos en un momento desafiante, sin exigir más de lo que intuías podíamos dar. Un megacampeón. Entre turno y turno, se nos pasó volando el tiempo entre comidas, mirar el Ipad, regaloneos y sonrisas.

Salimos del aeropuerto a las 6 pm, y ahí estaba tu papá esperándonos. Me derrumbé en sus brazos en un llanto que no terminaba: las lágrimas eran una mezcla de alivio, cansancio extremo, angustia de los últimos días y sobre todo sentir que alguien, por fin, me contenía a mí. Pude dejar de ser fuerte.

¡Lunita nos recibió con tanta alegría cuando llegamos a casa! Se pegó a mí. Sé que me extrañó, y yo a ella, pero está bien.

31 de diciembre, La Navidad

Tu hermana está más grande, y fascinada con la magia de la Navidad. Y yo siento unas ganas enormes de celebrar, de hacer «un *big deal*» de estas fiestas. Después de nuestro viaje épico, ¡hay que celebrar! Además, Lucas y yo no hemos festejado realmente desde que naciste, porque es como un lujo extra para el cual no tenemos energía, pues siempre privilegiamos atender las urgencias.

Pero, esta vez, compramos un pino grande y lo llenamos de luces y decoraciones. Tengo unas ganas locas de que Luna viva su primera Navidad, que le deje una huella en su memoria, y quiero que tú disfrutes esta celebración en torno al amor. Hablamos todos los días de lo que haremos: unas galletas para Santa Claus, para dejarlas junto al árbol con un vaso de leche, así como las zanahorias para los renos.

Hay una euforia en el aire que solo opacó un malestar tuyo, acompañado de una leve fiebre un par de días antes de la Navidad. El Tylenol o Ibuprofeno no te calmaron, por lo que decidimos con tu pediatra hacerte un examen de orina, ya que en el pasado ese fue un problema recurrente. Y en efecto, tenías una infección urinaria, que tratamos con antibióticos rápidamente. Parecía no ser tan grave, y eso me alivió. ¡Las heridas de tu piel han mejorado mucho, casi al punto de desaparecer! Y durante la visita a tu pediatra controlamos que subiste de peso. Todo indica que tu sistema digestivo ya está mostrando mejoras con el tratamiento en Malasia. Por lo que decidí dejar de a poco el antiácido y ver cómo toleras estar sin él.

Llegó la Navidad, y por primera vez les puse pijamas iguales a ti y a papá. Y a Lunita y a mí. Gozamos abriendo regalos la mañana del 25 con Gra y Marce, y nos sacamos muchas fotos. Qué hermosos y mágicos momentos, nos sentimos felices. Hay armonía y amor de sobra en nuestro hogar.

Pero al día siguiente empezó una inflamación en tus articulaciones: tus rodillas y tus codos se pusieron calientes sin motivo aparente y ni el Tylenol ni el Advil te ayudan a pasar el dolor. Lloras fuerte en las noches. Hablé con tu pediatra y estamos preocupadas: quizás debamos ponerte en un tratamiento de esteroides para bajar la inflamación después de Año Nuevo, si aún no hay mejora. No tengo experiencia con los esteroides, pero sé que no son una buena noticia. Y que una vez iniciado ese camino es muy difícil volver atrás o salir de él. Algo no está bien. ¿Pero qué? Estoy angustiada y con mucha frustración de no saber cómo aliviarte, hijo mío.

Ojalá los fuegos artificiales no te generen más estrés esta noche.

AÑO 2018

3 de enero

Tu cara se puso roja e hinchada. Decidimos con Jody suspender los nanopéptidos sublinguales para ver si mejoras. Si vuelves a estar bien, trataré de darte menos y más espaciado. El hecho de que hayas engordado y hayamos podido dejar exitosamente la medicación para el reflujo (zantax) es alentador, ahora solo estás tomando Keppra y mi ilusión es poder sacarte de eso también algún día. Sueño con verte libre de fármacos.

Desde el estallido de tu artritis pediátrica después de Navidad he estado hablando a diario con José Luis (quien te ha hecho la terapia quántica a distancia y los constantes testeos de tu dieta hace un par de años). Me ha asesorado con su método, sobre todo cuando tengo alguna intuición sobre tu estado. Tenemos una relación de confianza hace años y sé que le importas mucho, hijo mío. Ha sido muy generoso y amable con nosotros en el pasado. Me aconsejó tomar un

suplemento natural que se llama Rem plus, supuesta-
mente un extracto de cuesco de palta de un individuo
que lo fabrica en México, de muy bajo perfil, que actúa
como anti-inflamatorio y analgésico. Le hice todas las
preguntas que me surgían sobre ese suplemento, pero
solo pudo responder algunas. Se ve como algo válido
para probar antes de tomar esteroides, como hablamos
con Jody.

Ayer, desesperada por ayudarte, fui a buscar la botellita a la casa de José Luis. Ahí pude hablar con su
hija, que se curó de una artritis juvenil con esta misma
medicación. Me sorprendí cuando vi la botella: no tenía
ingredientes, ningún listado de nada. Tampoco había
nada en google, y no podía hablar directamente con el
fabricante, que solo tenía contacto con algunos pocos
proveedores, como José Luis, quien me pasó la botella
en persona.

Decidimos probarlo de inmediato y ayer en la noche
te dimos la primera dosis de Rem plus con la comida.
Te dormiste profundamente a la hora. Y el cambio fue
radical ¡en 24 horas eres otro niño! ¡Duermes sin llantos
de horas en las noches, se te bajo la hinchazón de las articulaciones, el calor que emanaban se apagó y te cambió
el humor! ¡Claramente no tienes más dolor y te sientes
aliviado! Es un milagro que acepto felizmente.

Agradezco tanto verte mejor y sin dolor. Gracias a
todos los ángeles que hacen posible este milagro.

Sentada en el avión, a punto de despegar hacia Santiago por unos pocos días para presentar el documental de NatGeo sobre el archipiélago Juan Fernández y el parque marino que ahí se creó.

Estoy procesando muchas cosas que están pasando: la inflamación e hinchazón de la cara de Matteo, haber suspendido de nuevo los nano péptidos ahora de forma indefinida, esta nueva medicación que desconozco pero que parece ayudar mucho (Rem plus). Y el origen de lo que parece ser la artritis pediátrica de Matteito, que perdura a pesar de que está mucho mejor, acompañada de un inicio de alopecia.

La mudanza de nuestra casa de Malibú a una casa rentada será en cinco semanas. Como ya vendimos la nuestra y aún no encontramos algo que nos sirva, debemos arrendar durante un año.

El colegio nuevo de Lunita que deberá ser cerca del de Matteo, para que busquemos en ese barrio.

Enero, febrero, marzo, abril

La vida me absorbió. No escribí casi nada estos últimos meses. Durante enero, febrero y marzo estuvimos felices, porque las ronchas de tu piel mejoraron casi totalmente y estabas durmiendo muy bien para tus estándares. Estabas contento en la escuela, progresando en terapia y nosotros orgullosos de verte así. ¡Eras todo sonrisas, un niño comestible! Pusimos toda la energía en tus sesiones de PT y empezaste a dar tus pasitos en el andador. Han sido tus mejores meses, sin duda. Por un momento soñé que seguirías mejorando. Sentíamos que lográbamos progresos.

Estabas más grande y más pesado, no era fácil subirte y bajarte por las escaleras, así que estábamos en paz con la idea de irnos de la casa de Malibú a una casa de un nivel en Santa Mónica, más cerca de tu escuela para que no tuvieras que viajar tanto todos los días, y más cerca de tus terapias para poder ir en la tardes. Estábamos muy contentos con tu profe Miss Nell y tu ayudante Luz. Nos mudados a la casa nueva en febrero, justo antes del cumple de Lunita. Fueron meses acontecidos.

Lo único que veníamos notando era la cantidad de pelo que perdías en la tina en tu baño todos los días; una alopecia gradual, que seis meses después te tiene mitad calvo. Toda esa hermosa y suave melena de pelo se fue cayendo poco a poco, algo que jamás sospeché que tendría que presenciar.

Cuando ya llevabas un par de meses mejor, hice un intento de sacarte el Rem Plus, y fue terrible. Esa noche lloraste mucho, y al día siguiente estabas muy muy muy mal, no parabas de llorar. Así que volví a dártelo al día siguiente, pero ahora con un alto nivel de ansiedad. Estabas claramente dependiente de ese suplemento, que te sentaba bien, pero sin el cual no podías estar. ¿Por qué?

En marzo, después de meses de espera, logré tener una cita con una doctora alternativa en Venice, la Dra. Golchani, con la cual venía hablando desde hacía bastante tiempo. Yo quería explorar la cámara hiperbárica para ti, y ver si te podía ayudar. Además, ella trabaja con infusiones intravenosas, que era lo próximo que quería investigar para ayudarte, porque siempre estaba buscando algo nuevo. Fuimos a hacer esa consulta inicial y ella nos indicó que te hiciéramos varios exámenes para que pudiera ver tu estado, según sus parámetros. Era especialista en trabajar con niños con necesidades especiales, pero su modo me cargó desde un comienzo (¡Qué fría y arrogante era! Percibí de inmediato a alguien más interesado en el lucro que el servicio a sus pacientes). De todas formas seguimos adelante con lo que pedía, porque no había muchas otras personas que ofrecieran un servicio similar.

Un par de semanas después, el 29 de abril, uno de los exámenes volvió con una noticia alarmante. Recuerdo muy bien como sucedió, porque fue horrendo: una enfermera de su oficina me llamo el sábado a las 9 pm, y no pude contestar porque estaba haciéndote dormir. Dejó un mensaje de voz, en el que señalaba que tenías una anemia crítica y que era urgente hacer algo de inmediato, sin decirme qué había que hacer. Traté de llamarla de vuelta, pero como no me dejó un número fue imposible, y nadie contestaba a esa hora en la oficina. Traté de escribirle a la Dra. Golchani, sin éxito tampoco.

Al final, con la angustia de la gravedad de la noticia, logré hablar con Jody, quien aseguró que los índices que me habían dado los exámenes eran muy graves y que te podías morir en cualquier momento de un paro cardíaco con ese nivel de anemia.

Preparé nuestros bolsos mientras dormías para quedarnos un par de días en el hospital, y cuando despertaste como solías hacerlo antes de medianoche, te llevamos a las urgencias de UCLA, el hospital más cercano, para hacerte una transfusión sanguínea de urgencia.

Fueron 48 horas muy tensas y difíciles, pero la transfusión de sangre te estabilizó. Venías hace días con llantos en las noches y lo que ahora creo entender eran dolores de cabeza. La anemia había sido tan gradual que no nos dimos cuenta y tu cuerpo se había adaptado a ella, hasta llegar a niveles de alto riesgo para tus órganos. La pregunta en ese minuto era ¿qué había causado una anemia tan aguda? Hicimos muchos exámenes para ver si había algún sangramiento interno, hicimos rayos-X para ver tus pulmones, pero no dábamos con nada. Agradezco tanto la compañía física y la guía de Jody ese domingo.

Tuve que enfrentar lo que era evidente: el único parámetro desconocido en esta ecuación era el Rem plus.

En ese mismo momento iniciamos un plan e implementamos una dura pelea para liberarnos del Rem plus. Primero bajamos la dosis a una pastilla día por medio.

Te pasó de todo: fiebre, temblores, se te descompuso el estómago, hubo llantos de dolor. Fue terrible verte sufrir así. Esa medicación había creado una dependencia fuertísima, y además probablemente había causado una anemia fatal.

De a poco, muy de a poco, fuiste tolerando esta dosis intermedia. Y cuando después de un largo mes de no dormir, bajar de peso y pasarla muy mal empezaste a tolerar bien la dosis día por medio, volvimos a espaciar el Rem plus cada tres días. De nuevo entramos en un ciclo parecido, quizás un poquito menos extremo. Pero con fiebre, malestar y mucho dolor, que tratábamos de manejar lo mejor posible con Ibuprofeno y Advil.

Ahora debíamos hacerte exámenes de sangre cada dos semanas para controlar tu anemia. No podías ir al colegio ni tenías la fuerza para ponerte en el parador, ni menos ir a terapias. Estábamos en una guerra feroz contra el Rem plus. No puedo dejar de sentir mucha rabia y pena ¿qué hubiera pasado si no te lo hubiéramos dado? Sin embargo sé que algo hubiéramos tenido que hacer para ayudarte con la artritis que te atacó a finales de 2017...

También creo que esa introducción de sangre nueva en tu cuerpo provocó todo tipo de reacciones. Era necesaria, y no podíamos no dártela, pero siento que complicó todo. Terminamos en el hospital de nuevo el 7 de mayo, donde estuvimos una semana haciendo exámenes, porque te habías empezado a hinchar entero. Y otra vez más, el primero de junio. Para nosotros, que no habíamos estado nunca en el hospital más que para tu nacimiento y cirugía de las caderas, todo esto fue brutal.

Yo estaba al borde del colapso. Emocional y físicamente, no podía más.

Fue en este periodo, el 12 de mayo, que tuve tu accidente. Algo que me avergüenza confesar y que quisiera olvidar. Porque si bien sé que me perdonaste hace mucho, me sigue costando pensar en el dolor que te causé.

5 de junio

Pasar de la impotencia de no hacer nada a una situación de empoderamiento ha sido clave para mi aprendizaje, hijo mío.

Lo que más me destrozaba era la impotencia de verte sufrir y no poder hacer nada para ayudarte. Los médicos casi nunca tienen respuestas para nosotros. Y como no hay una cura para tu dolorosa condición, ni soluciones simples para tus síntomas, estoy relegada a ser testigo de lo que te está pasando. Y la impotencia me carcome. Entenderlo me tomó cinco años. La frustración de no poder hacer nada por aliviarte o curarte me dolía más que si el dolor lo sufriera mi propio cuerpo.

Después de dos meses intensos durante los cuales padeciste todo tipo de descompensaciones a partir de abril 2018, y realmente temí por tu vida, fue que entendí que te podía acompañar de una manera en que sí te soy útil:

si estoy presente, y te muestro como respirar a través de esos dolores, esas emociones, como lo hago yo misma cuando algo me duele. Así, sintiéndolas plenamente, y luego dejándolas ir por completo, una respiración a la vez.

Pues hay una cosa que sí sé: nada es para siempre. Nada dura más allá del momento mismo. Todo es temporal. Y si todo cambia, ese dolor, esa pena, ese sufrir y esa situación difícil también pasarán. Es como atravesar un túnel oscuro, confiando en que habrá luz al otro lado, aunque todavía no la vea.

Y cuando estoy así contigo, mi amor, sabiendo que es un túnel y no una caverna, en esa presencia universal, entonces sí te soy útil. Te doy lo mejor de mí: mi presencia completa y mi sabiduría. Mi amor incondicional, más allá de estos espacios temporales. Entro en el estado de consciencia donde viven tu alma y la mía. Ahí nos hablamos, ahí estoy contigo, Matteo, y te alcanzo. Te puedo dar confort y amor. Sin que el lenguaje, o tu dolor, o mi miedo de perderte nos limiten. Gracias, hijo, por enseñarme tan profunda lección. Solo tú puedes hacerme vivir de este modo, encarnando lo que tu abuelo tanto buscó toda su vida y hoy, la vida nos regala a los dos.

24 de agosto

Decidí hacer la intervención para ponerte un tubo gástrico. Una sonda para poder alimentarte directamente a tu panza. Vamos todas las semanas al hospital a ver a una reumatóloga, una gastrointestinóloga y al hematólogo. Todo el equipo de profesionales de UCLA está tratando de encontrar la manera de ayudarte a salir adelante. Pero estamos avanzando a oscuras, tanteando nuestro camino sin predicciones certeras.

La decisión de poner la sonda es para aliviar la presión que tenemos de alimentarte, para que no trabajes tan duro comiendo y para que no tengas que tragarte por la boca esa cantidad de medicaciones diarias. Estás muy débil y cansado, necesitas esta ayuda.

A partir de ahora, no me importa darte todos los medicamentos que recomiendan para ayudarte a estar cómodo. La longevidad de tu vida no es mi objetivo. La prioridad es que estés cómodo, sin dolor, en paz. Y que todos en la familia, con Gra y Marce, procesemos la situación que estamos viviendo.

16 de septiembre

Siento el principio del final.

Y desde entonces vivo como si estuviera bajo agua. Todo parece un distante eco, sin real impacto en mí. Me muevo a través del día sin que nada provoque una reacción en mí.

Hace unos diez días desperté a las 5 am con los ruidos de tus quejidos, como a menudo. Escuché que te levantaba Marce para desayunar, seguramente porque ya no habías podido dormir más. Ahí escuche tu voz dentro de mí, diciéndome lo innombrable... algo que no podía sincerar conmigo misma. Me quedé acostada en cama mirando el techo, sintiendo, procesando. Y me dio miedo, una angustia como nunca. Me costó días confesarme a mí misma lo que había oído. Pero unos cuatro días después, al verte seguir evolucionando mal, pude realmente escuchar lo que me susurraste al corazón: que estabas cansado de luchar... Ya no querías seguir peleando, sentías que la batalla estaba perdida.

Nunca he sido pesimista en tu diagnóstico, pero desde ese jueves las conversaciones tuvieron un giro drástico, y ahora tratan sobre cómo sería mejor que pases el final de tu vida.

¡Después del tubo gástrico pensamos que te estabas recuperando! Comías con ganas y subiste de peso rápido, y tus sonrisas volvieron a alegrarnos la vida. Pero fue un paréntesis de dos semanas, pues tu piernas, luego tus rodillas y tus muslos se hincharon más de tres veces su volumen. Y ahora todo tu torso está hinchado como un globo. Ya casi no entras en tu silla de ruedas. Se te cae el pelo por puñados. Y hace dos días que comer no te interesa tanto, como si ya no tuvieras ganas de disfrutar ni eso. Es como si estuvieras tan saturado de medicamentos que todos tus órganos dijeran «no más». Tu piel está manchada, con pedazos rojos y otros más oscuros. Nada funciona.

Pensamos que los esteroides serían de ayuda, pero después de cinco días de un ciclo de Prednisone, vemos que no han hecho mucho por ti.

No duermes, tus noches son fatales y sé que lo que más quisieras es descansar. Luego el viernes en la noche y el sábado no hiciste más que dormir, casi toda la noche y todo el día. Y hoy domingo volviste a pasar una noche de mal dormir y de nuevo despertaste sin ganas de comer.

Escribo esto y te veo dormir por la camarita sentado en tu silla de ruedas, te veo moverte y sacar chanchitos que seguro te incomodan, solo te quejas suavemente. Casi no lloras fuerte, solo emites suaves quejidos, solo un desgane.

Con tu papá hemos tenido muchas conversaciones muy fuertes estos días. ¿Qué hacer? ¿Cómo proceder? Compartimos todo tipo de emociones y pensamientos. Por suerte, estamos unidos en esta gran pena de verte desaparecer frente a nuestros ojos.

Claro que no estoy segura de nada, y ojalá pueda ser que te recuperes. He ido al final del mundo contigo y lo haría otra vez, pero siento que ya no quieres luchar.

Muchas veces tú y yo hemos tenido esta conversación en mi corazón, pero esta vez tu respuesta ha sido diferente. Ya no quieres vivir así, sientes que tu cuerpo no te sirve y que no podrás hacer las cosas con las que siempre has soñado. No quieres ser una carga, tú quieres correr y hablar como tu hermana, decir todo lo que sientes. Y no tienes miedo de transitar más allá de este cuerpo, aunque sé que te da pena dejarnos atrás.

No te preocupes, hijo, yo sé que me amas. Y yo a ti. Que eres más que este cuerpo. Y que la vida no es a toda costa. Son largos ciclos llenos de misterios. Tú y yo no estaremos jamás separados. Tú y yo nos volveremos a encontrar y amar. Y ojalá en un cuerpo que te permita expresar tu inteligencia y creatividad, libre y generosamente.

Siempre he querido lo mejor para ti. Y esta vez no es diferente. Quiero que te vayas en paz, sin sufrir, entre mis brazos y rodeado de amor, como siempre has vivido. Quiero liberarte de estos dolores. De este cuerpo que nunca fue tu amigo. Quiero que seas libre y que encuentres paz e ingravidez. Que no sientas más los espasmos, el dolor, la hinchazón, ni los dolores neurológicos de tu frágil cuerpo.

Ahora rezo por esa paz. Rezo por una partida suave y amena para toda la familia. Y eso me provoca también una sensación de alivio. Perdóname hijo, pero es verdad. Me da culpa decirlo, me da culpa hasta confesar los pensamientos que he tenido sobre cómo ayudarte a partir pacíficamente. Tu papá y yo los hemos tenido. Y lloramos juntos de la vergüenza que nos provocan. Pero ya sabes que solo vienen del amor. Solo vienen de querer ayudarte y aliviarte. Para que todo se detenga y seas libre.

¡Pienso tanto que quisiera que volvieras a esta vida en otro cuerpo, que yo tendría otro hijo en un pestañear si supiera que pudieses ser tú! Esta vez en un cuerpo sano, libre.

Pero no podemos jugar a ser Dios, e incluso esos oscuros pensamientos son de alguna forma el deseo de controlar esta dolorosa situación. Queremos hacer algo, y no ser pasivos observando tu vida y ahora tu muerte.

La frustración de no poder hacer algo siempre fue lo más difícil de todo. La impotencia de verte luchar y tratar, y no poder nosotros hacer más por ti. Hasta el día de hoy, solo quiero ayudarte, quitarte el dolor y la pena.

Pero como hablamos con tu papá, mi mantra y el ejercicio más duro es aceptar, rendirse. Y rendir la situación a Dios, afirmar una y otra vez «Jesús, en ti confío». Y saber que ese amor, esa compasión, esa inteligencia rigen este mundo, y nos acompañarán cuando sea tu hora.

Solo me preparo. Te abrazo con mis brazos, con el alma y la mente en cada momento de la jornada. Y pienso cómo hacerte más feliz en estos días.

También hay culpa cuando siento el alivio de la idea de tu partida, lo que será nuestra vida cuando ya no estés, lo que será nuestra rutina con Luna y Lucas sin ti. Siento culpa del alivio que me provoca no tener que pensar más en doctores y buscar soluciones. Lo siento amor, no quiero que pienses que eres una carga, aunque sé que te das cuenta de que has sido dependiente toda tu vida.

Es la misma culpa que siento cuando delego tu cuidado para poder cuidar a tu hermanita o poder cuidarme a mí misma, cuando hago ejercicio o trabajo un poco. Sé que es ridículo. Sé que debo ser fiel a mí misma, a mi propia alma, porque de lo contrario, no sirvo para nadie.

En estos pocos días he tenido que ajustar todo lo que pensaba de ti: que alguna día caminarías, que vivirías hasta grande, que siempre tendría a mi bebé a mi lado. Siempre soñé contigo en el escenario de un TEDTalk, te veía entrar caminando, hablar de tus victorias.

23 de septiembre

Miro mi vida, todo lo que imaginé y soñé. Todo está fuera de lugar. Nada tiene la misma luz que ayer. Saber en mi corazón que Matteo no estará más pone todo en cuestión. La construcción de nuestra nueva casa, la compra de ese terreno, la venta de los terrenos de la playa en Chile para financiar nuestra vida, toda nuestra proyección como familia.

Incluso mi relación con Gra. Ahora solo quiero que se quede hasta el final por lo mucho que Matteo la necesita. Hace más de un año que nos viene diciendo que se quiere ir, por eso llegó Marce para reemplazarla. Después de un periodo de adaptación por parte de Marce, Gra debía partir. Pero lo ha ido postergando, mes a mes, desde el viaje a Malasia, que era su meta. Eso nos ha tenido en una incertidumbre muy grande. Tratamos de reemplazarla, pero las dos personas que probaron no pudieron con el malestar de Matteito.

Gra me contó un sueño muy fuerte que tuvo. En sus brazos había una oruga, como si fuera un bebé. La oruga estaba muy débil, y le salía un líquido verde, lo cual la asustaba. La oruga le pedía que no le quitara su capara-zón, porque sin él le dolía mucho. La oruga sacaba de su gorro una foto en movimiento que le mostraba cómo había estado atado a la proa de un barco durante toda su vida, pero a él no le importaba porque disfrutaba del viento y del agua del mar.

Me quedó muy claro que la oruga era Matteo, quien le pedía que no se fuera porque necesitaba sus brazos y contención, como el caparazón de su sueño.

Su vida había sido dura, pero llena de placeres. Había valido la pena.

¿Cómo pedirle a Gra que se quede? Nadie la pue-de reemplazar. Esta chica nueva está sobrepasada por la complejidad de la situación. No encontraremos a nadie que pueda ayudarnos como Gra, porque ella y Matteo están totalmente conectados a otro nivel, y él confía en ella como en mí.

También pienso que vienen las dos abuelas ahora en un mes para ayudar: primero mi mamá y luego los abuelos argentinos. Y que al igual que estuvieron para el diagnóstico, es probable que estén para el final.

Seguro que para mí y Lucas será bueno tenerlos aquí.

Se me vienen mil pensamientos a la cabeza.

¿Qué pasará? ¿Cuándo ocurrirá? ¿Cómo reaccionará su cuerpo a medida que se vaya apagando?

Si es cierto que queda poco para ese momento, ¿cuánto es poco? ¿Estaremos ahí? ¿Cómo lo haremos? ¿Cuándo pasará?

Sé que no hay respuestas para ninguna de estas preguntas y solo estoy tratando de poner en orden aquello que puedo entender y atender ahora. Medicaciones, apartando proyectos laborales y acomodando nuestros planes de vida. Preparándome para el impacto, si acaso eso es posible.

Sé que Matteo está rodeado de luz. Y que muchos santos y ángeles lo acompañan. Es su cuerpo y el sufrimiento actual y el que vendrá lo que me preocupa. Quisiera evitarle el sufrimiento, me quiebra. También sé que solo puedo hacer muy poco, y que lo que viene no será nada fácil. Pensar en su partida me llena de angustia, por un lado, y de alivio, por el otro.

Pequeño príncipe de mi corazón, me has entregado tantos regalos. Amarte incondicionalmente hasta el final también significa aceptar tus tiempos y procesos. Significa luchar para que todo alrededor tuyo esté bien, y para que estés lo más cómodo posible.

Mi amor, no has perdido esta lucha, no has fallado. Lo has dado todo y plenamente. Maestro del amor, me arrodillo frente a tu sabiduría y el preciado regalo que eres. Anda en paz, mi bebé. Ya nos volveremos a encontrar. Vuelve si quieres en otro cuerpo, yo feliz sería de nuevo tu mamá.

Solo te pido que continúes hablándole a mi corazón, quiero poder y saber escuchar todo lo que me tengas que decir. Para poder estar, entender y servirte lo mejor que pueda, te pido que me perdones si te falté en algo.

Y le pido a mi papá que te tienda la mano desde el otro lado, sé que estará esperándote. Quiero paz para ti, por lo que buscaré eso en mi corazón, lo más a menudo posible. Te amo hasta el infinito. Por siempre y para siempre mi amor.

Jesús, en ti confío.

10 de octubre

Hace tres días que siento una sensación de vacío, como si estuviera desconectada de todo el mundo que me rodea. Pensé que era depresión, luego pensé que era pena, mucha pena. Es como un desgano general, sobre todo al ver que la vida de Matteo se me escapa entre los dedos como el agua que escurre.

No logro hablar con nadie, no quiero conversar con nadie, no hay palabras, solo pena, rabia, impotencia.

Me siento hasta desconectada de Lucas y de mis amigas más cercanas.

Hoy hablé con Olivia, la doula de transiciones espirituales (doula de la muerte) que buscamos para ayudarnos en este proceso y poner en orden las cosas legales. Y todo me hizo más sentido después de esa conversación. Matteíto está en esa transición hacia el otro mundo y yo no puedo acompañarlo hasta ahí. Por eso miro la vida y todo parece distante. Me da la sensación de ser la espectadora de una obra.

Pienso en la mitología griega y me siento en la presencia de Caronte de Hades, quien lleva en una barca a los que han muerto hacia el inframundo, atravesando los ríos Estigia y Aqueronte, dejando el mundo de los vivientes atrás. Ahí estoy, en eso estamos, en esa embarcación junto a Matteo para dejarlo a salvo del otro lado, para que nunca esté solo en esta transición. Porque soy su mamá y estamos unidos por siempre.

Sé que él está rodeado de ángeles. Sé que es lo que le toca. Y haber entendido el momento que estoy viviendo gracias a esta mujer me ayudó a no descalificar lo que siento ni a mal interpretarlo. Es lo que me toca vivir, lo que me toca sentir, lo que me toca experimentar. Y no hay palabra que sirva, ninguna alcanza. Solo hay amor. Solo la música y la luz, la presencia infinita de nuestras almas y nuestras miradas. Solo sirve decir una y otra vez «Te amo, Matteo».

16 de octubre

Anoche soñé con mi papá. Recuerdo que él tenía un teléfono nuevo que permitía filmar y hacer que las cosas se vieran de otra manera. Como un filtro que cambiaba mi perspectiva. Papá volvía de Asia, o un lugar lejano. Estábamos en una situación confusa.

Dormí muy mal, como las noches anteriores.

Todo el día de ayer estuve procesando lo que hablamos con Olivia sobre Matteo. Por supuesto que hay ambigüedad en mí. De no querer despedirme. Escuché lo que me dijo y respeto que no quiera seguir en este cuerpo que no le sirve, y por eso le he dicho que «está bien que se vaya», que no tiene que quedarse por mí, que yo estaré bien. Que venimos haciendo paces con esta realidad hace más de un mes. Y que le agradezco infinitamente el tiempo que me ha dado para que yo y toda su familia nos ajustemos a dejarlo ir.

Pero desde que él tomó los esteroides y se deshinchó, está mucho mejor y disfrutando de sus comidas, paseos, caricias y música. Como si él tampoco quisiera dejar todo esto atrás.

Olivia me lo dijo: «Él está triste de tener que despedirse y no quiere dejarnos». Entonces Lu y yo nos hemos concentrado en decirle una y otra vez que él no es su cuerpo, sino que es «el testigo» que presencia sus experiencias y que está bien dejar su cuerpo, disociarse de él, dejarlo decaer y ser libre de él. Que él es su esencia, su alma que viaja más allá del umbral de la muerte.

Le repito una y otra vez que estará siempre en mi corazón y en nuestras vidas y que su nombre seguirá vivo, que su alma seguirá unida a la mía y a la de su papá por siempre. Y que nos volveremos a encontrar en otro cuerpo, si él quiere y puede volver a nacer, yo sabré acogerlo.

He estado pensando mucho en la muerte de mi papá. Como he dicho muchas veces, uno de los grandes regalos que él me dio fue presenciar su proceso frente a la muerte. No el minuto en sí, pues yo no estaba ahí esa noche, pero todo lo que vino antes: la entereza y conciencia con las cuales la recibió. Creo que con Matteo es igual. Su regalo más grande es poder amarlo, servirlo, cuidarlo y contenerlo para que él haga su transición hacia la disolución de la materia.

Es una dimensión confusa. Olivia la llamó «Sopa de mariposa», porque no tiene forma, en ella soy amorfa, dispersa, difusa, despegada, retirada, disociada y desprendida de todo. Nada es lo mismo, y todo es diferente. En este limbo de la transformación se sienten lejanos el mundo, los otros, mis amigos más cercanos incluso. No quiero hablar, no quiero conversar, quiero estar sola, no tengo palabras, solo la música me acompaña. Solo la música me hace sentir plena en mis sentimientos.

Los olores. El amor. La música. El yoga. Con el resto no puedo.

Me pasó que actuando ahora en la serie *Lethal Weapon* de Warner Bros., en la cual me tocó participar en Los Angeles, me di cuenta de lo mucho que me servían mis emociones y cuánto podía usarlas para traducirlas a espacios creativos de actuación. El impulso de venganza y el dolor que siente mi personaje Sofía Marques en la serie le pidieron prestado el dolor a Leonor. Y así las emociones mutaron, se expresaron y sirvieron para crear vida real, en la TV. Lo mismo sentí hoy durante otra audición, donde logré poner toda mi rabia, mi fuerza en esas palabras y así descargar algo de mí.

Recuerdo que esto es lo que me hizo amar la actuación en mis inicios, cuando empecé en París. Esto fue lo que me salvó la vida saliendo de una adolescencia traumática y turbulenta. Esto fue lo que mi papá amaba tanto del teatro, la ópera y la música también. Esta catarsis me permite seguir viva.

Mi niño amado, nunca nos vamos a despedir, esta transmutación es solo una cuestión de forma. Pues siempre estaremos unidos. Deja ir este cuerpo, no luchemos más. Bajemos los brazos y abracémonos. No hay más lucha. Ahora solo toca rendirse.

Déjalo ir.

Deja ir este cuerpo, deja ir las expectativas, deja ir los miedos, porque solo existe la verdad absoluta en este gran pozo de tristeza.

Eres mío, yo soy tuya. Por siempre y para siempre.

Y este cuerpo disolviéndose no cambiará eso. Cuando estés listo para dejar de comer, dejar de tomar agua, hazme saber que es el momento y yo me sentaré contigo hasta que te conviertas en mariposa y puedas dejar tu capullo atrás.

Ahora somos sopa de mariposa y está bien estar confundidos, estar perdidos, estar asustados.

Lo desconocido del viaje de la muerte es tan vasto, sus ecos retumban como una habitación vacía.

Estoy tratando de no anhelarte hijo mío, pero tu sonrisa, tus ojos, tu tremenda presencia me han definido tanto ¿En quién me convertiré cuando ya no estés?

Me pregunté lo mismo cuando papá murió. Y ahora que ya no soy tu hija, ¿quién soy?

23 de octubre

Estos días han sido de mucha rabia, a reventar. No todo el tiempo, pero por momentos. Cuando manejo tengo furia al volante, cuando hablo con cierta gente tengo rabia, por mucho rato y por muchas cosas. No soy capaz de hablar con nadie de lo que siento, y eso me hace estar más cerrada.

Nos hemos peleado con Luna, estos días que ha estado muy desafiante, buscando sus límites a sus tres años y medio, y seguramente presintiendo lo que está pasando.

Tengo rabia con Gra, porque no me escucha y no hace lo que le pido. Y porque todavía está en la negación de la partida de Matteo.

Tengo rabia porque no quiero que se vaya de mi lado.

Me dicen que el proceso de ver morir a alguien pasa por los siguientes estados:

- La negación
- La negociación: en la que estuvimos toda su corta vida, tratando de salvarlo
- La rabia / Aquí...
- La pena / Aquí...
- La aceptación / Y aquí también vivo yo.

A veces leo algo que me inspira y hace sentido como aquello que escribió Jeff Buckley: «El único consejo que tengo para dar es desearles que estén presentes en cada momento. Porque hay belleza allí, aunque lo odien».

Sí, hay belleza en lo que vivimos, pero odio tener que pasar por esto. Odio no tenerte para siempre en mis brazos, Matteo, y a la vez la profundidad y la esencia de nuestro amor son divinas. Corazón roto, incondicionalmente.

Los regalos que mi hijo me ha concedido son muchos: más humildad, más compasión, más paciencia y un amor incondicional. Él ha abierto cada aspecto de mi corazón, y cada pared que he podido tener alrededor de mi corazón se ha derribado, desmantelado por el dolor que siento. Veinte años esperé para ser tú mama y solo puedo tenerte en mi vida por seis.

Tú eres mío y yo soy tuya para siempre. De eso estoy segura.

29 de octubre

¡Si tú puedes sonreír y superar esto con una actitud alegre, yo también puedo!

Hijo, me enseñas hasta en estos momentos que no porque estés frente a un desafío monumental tienes que dejar de sonreír. Me aplico de nuevo en ser más como tú: agradecida y feliz de vivir cada instante. Gracias a mi gran maestro del amor.

Hace tres días estás más quejoncito. Necesitas Tylenol en las tardes, y más encima Valium y morfina en la noche.

Ayer tenías los pies de nuevo hinchados, ese sarpullido con puntitos sobre las rodillas... y muy poco de pipí en tu pañal. Volvió el edema al parecer.

Y hoy no duermes desde las 3 am. Ya son las 12 del mediodía y no hay caso.

Cada evolución y cambio me llena de inquietud. ¿Será que esto es lo último que tu cuerpo puede aguantar? ¿Será que ahora sí te preparas para partir?

Trato de mantenerme presente en el aquí y ahora. Sin más. Respiración a respiración.

30 de octubre

Matteito empezó hoy con un nuevo ciclo de esteroides para tratar el edema con Prednisole. Venía llorando y con dolor creciente hace dos o tres días. Ya la primera dosis lo ayudó, se duerme en los brazos de Gra logrando relajar su cuerpo. Yo sigo mareada, sin poder decidir si me bajo de la peli con Lucas o si continúo.

Está muy jodido, pues no quiero ausentarme más de unos días de casa. Y a la vez, está mi compromiso con la vida y con hacer algo que me haga bien, con este proyecto y su equipo. No logro saber hacia dónde moverme y cómo. Entonces sigo en la inmovilidad sin hacer nada.

A veces logro hablar, otras veces no. No sé qué pensar, y trato de respirar en yoga para practicar la presencia, para rendirme a la vida, para dejar ir y permitir que las cosas se desarrollen por sí solas. Todo en mí se resiste a la postura de la entrega total. Quiero saber si se va y cuándo, a toda costa.

Vuelvo una y otra vez a rezar y rendirlo todo a Jesús, a la sombra de su cruz, que la virgencita nos ampare y nos dé la fuerza necesaria para seguir adelante cada día. Paso a paso en este camino imposible.

31 de octubre

Hoy me reconcilié con la idea de comprometerme con el rodaje de la peli con Lucas. Me di cuenta de que sí quiero estar en la peli. Pero tengo miedo de que Matteo decida irse en mi ausencia. Ese miedo es el que me impide seguir en paz.

Pero decido aceptar que puede ser eso lo que él elija, ¿quizás es mejor para él irse cuando yo no esté? Aunque, una vez más, no sea lo que yo quiera.

Iremos viendo cómo siguen las cosas, tengo mis reparos con el director con el cual hablaré esta semana. Seguro ahí tendré la claridad suficiente para decidir qué hacer.

Olivia, la doula, me mandó un correo contándome que a menudo es más fácil para los que transitan no estar al lado de sus seres queridos, pues les es más fácil irse así. Sin duda a Matteito le da pena esta separación de nuestros cuerpos. Pero él sabe que estaremos bien. Y que él estará bien. El cambio me asusta, pero todo estará bien, porque siempre estaremos juntos, más allá de este cuerpo y esta dimensión.

Mi principito hermoso, cuán valiente y sabio eres. Todo de ti me emociona. Cada enseñanza que me has dado sigue definiéndome y redefiniéndome a cada paso. Has derrumbado todas las paredes que he podido construir alrededor de mi corazón. Me salvaste de mí misma. De la arrogancia y la ignorancia, y me trajiste rendida al amor absoluto.

16 de noviembre

Querida familia y amigos:
Es con una infinita tristeza que les escribimos hoy para decirles que Matteo dejó su cuerpo atrás esta noche

a las 12.30 después de un rápido declive estas últimas 36 horas, que lo llevó a transitar en casa rodeado de la gente que más lo ama. Digo su «cuerpo», porque su esencia quedó impregnada en toda persona que lo conoció, lo vio o leyó sobre él. Nos sentimos tan orgullosos de su legado de amor e inspiración. Y está demás decir que vivirá por siempre en nuestros corazones.

Estos casi seis años vividos juntos han sido un regalo. Una bendición que nos cambió por siempre, y para mejor. Por eso queremos invitarlos a venir a celebrarlo en su graduación al próximo mundo. Este guerrero se ganó un merecido descanso y un inmenso par de alas para volar al infinito y más allá, donde siempre lo acompañará nuestro amor incondicional.

Nos vemos en la intimidad de nuestro hogar a las 6 pm.

17 de noviembre

Ayer fue tu despedida, con una hermosa vigilia y una ceremonia mágica, llena de tu presencia y amor. Me mantuve fuerte, y estuve entera. Por momentos, llorando; por otros, muy feliz de sentirte feliz y libre.

Mi perrita Mo te recibió con lengüetazos y brincos. Mi papá también. Tantos maestros y ancestros, ángeles y divinidades mostrándote por dónde caminar. No tuviste miedo. ¡En un aura anaranjada volaste! Corrías por la playa con el pelo contra el viento como tantas veces te vi. ¡Es verdad! Yo siempre sentí que eso sucedería algún día. Correr libremente. Solo que no pensé que sería en ese otro mundo donde ahora estás.

Tu presencia está impregnada en mí. ¡Te siento tan cerca!

Siempre supimos hablar sin palabras, por eso ahora te escucho y entiendo tan bien.

Seis años de conversaciones no verbales, tenemos buenos años de práctica para ello. Me dices que estás feliz, en paz, libre del yugo de tu cuerpo, libre de dolores y cansancios, pesares y malestares.

Respiro profundamente y te inhalo. Soy incapaz de proyectarme hacia atrás, porque me da pena, o hacia adelante, porque me da miedo. Entonces solo me quedo en el presente. Es porque no sé quién soy sin ti. Ya no sé quién soy, si no soy tu mamá.

Debajo del miedo a descubrirlo, también hay un sentimiento de confianza muy grande. Sé que parto reinventándome desde un lugar grande, desde el amor y la valentía y la fuerza que tanto emanabas, hijo amado.

Solo me da miedo que algún día ya no te sienta tan aquí. Me da miedo que cuando tu alma siga su camino hacia el cielo, ya no te pueda sentir como ahora.

Pero no será así. Porque si aún puedo sentir a mi papá, sé que a ti nunca te perderé.

Trato de procesar las 36 horas de tu declive final. Los espasmos, los dolores de tu cuerpo, el trabajo laborioso de tu cuerpo hacia la muerte. Fue muy difícil de presenciar, ser testigo de cómo tu cuerpo seguía apagándose hasta no ser más que un reflejo que busca el aire a bocanadas irregulares.

Trato de procesar tanto dolor y me cuesta.

A las 6 pm de ayer empezaste con la respiración alterada, como lo habías hecho algunas veces en los días anteriores.

De las 7.30 pm a las 10.30 pm te tuve en mis brazos, y fueron las tres horas más dolorosas: llorabas y no había medicina que te consolara.

Logré que durmieras de 8.30 pm a 9.30 pm en mis brazos y estuve rezándole a la virgen María para que te abrazara donde yo ya no alcanzaba a llegar.

A las 10.30 pm te pasé a la cama y te dejé con Marce para ir por papá al aeropuerto, quien venía de un rodaje en México.

A las 3 am me desperté cuando tú también te despertaste. No bajé a tu pieza en mi estado catatónico de cansancio, pero te sentí.

Cuando abrí los ojos a las 6.30 am supe que estabas transitando.

Bajé a verte de inmediato y estabas en lo que parecía ser una convulsión. Temblorosa llamé al cuidado paliativo para saber qué hacer. Ellos me guiaron en los medicamentos a darte de tu «kit de cuidados de final de vida» y de ahí en adelante estuve a tu lado paso a paso hasta el final. Aceptando. Acompañando tus tiempos. Sin saber cuánto duraría esta agonía para tu cuerpo y mi alma.

Así estuvimos hasta tarde en la noche. Cerca de la medianoche nos acostamos uno a cada lado tuyo con tu papá y cerramos los ojos unos minutos. No sé cuánto tiempo pasó, no mucho. Pero nos despertamos con un quejido tuyo, una respiración laboriosa que me dejó saber que era la hora de tu próxima dosis de morfina y al poco tiempo, decidiste irte a las 12.30 am del 16 de noviembre.

Y lo primero que sentí fue alivio, no el mío, sino que el tuyo, mi principito valiente, pues ya no tenías que luchar más ni estar encarcelado en tu cuerpo.

¡Te amo por siempre, hijo! Buen viaje hasta el cielo.

18 de noviembre

Matteo querido, pasado mañana cumplirías seis años. Elegiste irte a solo cuatro días de esta fecha. Esperaste a que tus abuelos se regresaran a Argentina esa mañana, y que tu papá volviera de México esa noche, y veinticuatro fugaces horas después te fuiste, en la calma de la noche, en tu cama, con tu papá a un lado y tu mamá al otro. Todo lo que ha sucedido en torno a esos días ha sido mágico, orquestado por ángeles divinos y por tu inconmensurable sabiduría y bondad.

Tuvimos una hermosa vigilia y ceremonia aquí en casa, repleta de amigos y flores enviadas desde todas las esquinas del mundo. Y me siento segura, sostenida por una cadena de amor masiva por todos aquellos que alguna vez vislumbraron tu sonrisa, en persona o gracias a una foto. Porque verte era enamorarse. Sentir tu esencia era caer rendido a los pies del amor. Eres magia pura, hijo mío. Cuánto extraño no poder tocarte, ver esos ojos. Bendito seas por dejarme seguir escuchando tu risa desde el otro lado, allá donde ahora estás.

Respiro profundo y me empapo de tu esencia, Matteo hermoso. Desde que estabas en mi vientre hemos tenido una comunicación no verbal. Quizás por eso para mí es más fácil no ser engañada por el velo que separa este mundo del otro. Estás aquí conmigo, en el silencio y en el amor de esta casa. Estás conmigo, llenando mi corazón. ¡Te sé feliz! Libre de un cuerpo que no tuvo la bondad de servirte bien, saltando y corriendo al borde del mar como siempre te soñé. Me duele no estar ahí a tu lado y compartirlo en persona, pero más fuerte aún es la felicidad de saberte feliz. Entero. Rodeado de maestros y ángeles, en brazos de la virgencita. Por eso he tenido la entereza para sostener a mi marido y contener a Lunita estos días. Ojalá la siga teniendo. Solo tengo miedo de que algún día esta cercanía que siento contigo se desvanezca como un recuerdo distante, porque no quiero y no puedo vivir sin ti. Pero no estoy dispuesta a perder eso también. Por eso escribo, te hablo, y camino en silencio. Y sé que ese miedo no es más que eso, un miedo del cual me libero con cada respiración.

Qué afortunada he sido de poder acompañarte en el último tramo de tu vida en esta tierra, de forma consciente y con profundo respeto de tus tiempos. Hace meses que sabía que te querías ir. Me tomó tiempo verbalizar lo que me decías en mi corazón y hacer las paces con ello. Una vez asumido y aceptado tu aviso, tuve que controlar la ansiedad de saber cuándo y cómo sería, tarea que no se me hizo fácil durante estos últimos meses. Que mi marido me perdone, pero gracias al camino recorrido junto a ti, he vivido la forma de amor más incondicional que existe. Bendita yo. Bendita yo de dejar que te vayas en paz, de liberarte, porque hacer eso fue también la mejor forma de amarte. Porque para mí, tú siempre viniste primero.

Tengo mucho que agradecerte, demasiado que enumerar. Solo te doy las gracias por haber confiado en mí para cuidarte, por haber usado mi voz para luchar, por haberme guiado para atender cada una de tus necesidades. Sé que amaste con locura a tu papá, a tu hermana, a las hermosas mujeres que me ayudaron a cuidarte desde que eras un bebé, así como también a toda tu familia y amigos. Hijo mío, eres mágico. ¡Tu valentía, fuerza y alegría son incomparables! Tu legado es tanto más grande que tus cortos años en esta tierra. Supiste tocar y abrir el corazón de millones de personas que solo te vieron en mis redes sociales. Porque verte era amarte.

Por eso les pido a ustedes, a todos los que me lean, que no estén tristes. Al contrario, celebren la existencia de Matteito y compartan conmigo qué fue lo que les dejó a ustedes. ¿Cómo los conmovió? ¿Cómo afectó sus vidas? ¿Qué aspecto de mi hijo los tocó?

Gracias, Vida.

20 de noviembre

Feliz cumpleaños, mi amor. Un día como hoy saliste de mi cuerpo y un día como hoy tu cuerpo se desintegra en el fuego, y después de tu cremación vuelves cenizas a casa. Solo tú podías cumplir años con tanta exactitud simétrica, con la armonía del número seis.

Hijo mío, te extraño, ven a visitarme en mis sueños, quizás ya lo hayas hecho y yo duermo tan pesado que no lo recuerdo. Esa idea me apena.

Mi sol, extraño tu calor, sentir tus rayos en mi piel.

Pero hoy te celebro, tu magia, tu inconmensurable habilidad de transformar el mundo. Es tu cumpleaños, pero eres tú el que continúa dando.

Ahora mi corazón me pesa un poco más. Cierro los ojos para sentirte y veo un vacío, oscuro y denso.

Creo que tengo culpa al pensar en todo el espacio y la liberación que dejas atrás. Todo el tiempo que tendremos para hacer cosas. Todo el tiempo que tendré para mí.

Tú juegas con Mo, mi perrita, mirada pícara y juguetona. Disfrutas de correr y saltar, juegas a las escondidas y ríes a carcajadas.

Te haremos una torta de cumpleaños con una velita para tus seis añitos de vida, y los muchos más que vendrán en eternidad.

Te amo, hijo mío.

20 de noviembre, 3 pm

Adiós, cuerpito que tanto cuidé. Dejo que el fuego te consuma y te purifique. Adiós cuerpito que salió de mi vientre, vuelve a las cenizas, de donde viniste. Adiós cuerpito que tanto amé, ahora son los brazos de la virgen y los ángeles los que te sostienen.

Hoy se apagó la velita que prendimos el día de tu vigilia y prendimos otra que te acompañará en esta próxima transición, no dejo de ver simetría y magia en estas cosas.

Vuela alto, almita amada. Adiós a un cuerpo que nunca te sirvió demasiado. Adiós a la cárcel de tu propio karma, que tan valientemente quisiste aceptar. Vuela alto y libre, Matteito de mi corazón. Siempre confié en tu sabiduría, ahora más que nunca seguiré tu voz. No dejes nunca de hablarme en mi corazón. No dejes nunca de visitarme, bombón.

De mi vientre saliste, de mi profundo deseo de amar llegaste. Y ahora tu cuerpo se va. Cenizas a las cenizas, para que seas más libre aún.

Cuando sea el momento, hazme saber adónde quieres volver, ahí depositaré tus cenizas. Yo creo que será con tu madre espiritual Yemanyá, pero tú me dirás. Confío, confío, confío en ti, mi pequeño gurú.

22 de noviembre

Caminé hasta el borde del otro mundo contigo, porque soy tu mamá e hice todo para tenerte un ratito más conmigo.

Me subí al barco de Caronte, que divide el mundo de los vivientes con el de los muertos, y una parte de mí vivió durante tres meses en ese mundo silencioso, donde no había palabras, solo música, miradas, sonrisas y amor. Entendí tu viaje y lo acepté.

Volver a la vida puramente terrenal ha sido difícil. Me cuesta el ruido, la gente, sus necesidades y emociones. Y siento que me aleja de ese espacio frágil y sagrado que era solo mío y tuyo.

A medida que el barco vuelve a la tierra firme de los vivientes me agobio, me impaciento, me enojo más de la cuenta, porque no soporto todo lo que me quita estar en tu presencia.

Te amo, mi pichón. No te alejes de mi corazón, háblame siempre. Eres el más dulce bálsamo.

24 de noviembre

Dormir y no acordarse de los sueños. Dormir pesado. A veces despertar con dolor de cabeza, cuello y hombros apretados.

Despertar y recordar que ya no estás acá de cuerpo presente, que tu cuerpo no es más y que tu alma transita.

Estos últimos días han sido de ajustes. Luego de *Thanksgiving* se fueron tío Anthony y Chascas, que habían corrido a estar con nosotros luego de tu partida. Y me ha tocado enfrentar el mundo con mi nueva cara, la que no sabe mentir, la que no sabe esconder, pero no quiere contar.

Hoy fuimos al cumple de nuestro amigo Bill J. y me preguntaron cuántos hijos tenía. ¿Qué responder? Dije dos, porque jamás podría responder una sola. Inevitablemente sale el tema. Veo el shock y el dolor sincero de la gente, y toca abordar, hacerse cargo, procesar, y no siempre quiero. Me resulta a veces incluso más fácil hablar de ti con desconocidos que con gente familiar.

Hijo mío, me toca reinventarme, coexistir con tu ausencia. Con el dolor de tu partida, con el orgullo de tu existencia. Todavía soy torpe. No sé si nunca me acostumbraré.

26 de noviembre

Ya pasaron diez días. Encuentro más difícil estar tranquila sin hacer nada, y sentir tu presencia. Supongo que es normal volver a la vida activa y sentirme desconectada del espacio de limbo en el cual coexistimos durante tanto tiempo.

Las cosas se van definiendo y voy encontrando caminos por los cuales andar. Audiciones hoy, doctores y exámenes míos postergados desde hace tanto. Pero me sobra el tiempo, y me encuentro sentada en cafés, deambulando en silencio.

Hijo mío, ocuparme de tu vida y necesidades médicas cubrió tanto espacio en mi vida que no solo perdí tu presencia cotidiana, sino también mi trabajo como encargada de tu equipo médico.

Hace ya algunos meses que vengo ajustándome a esta realidad, me costó mucho trabajo cambiar el *switch*: cuando me hiciste saber que ya estabas cansado de luchar, tuve que reenfocarme y dejar de lado las tomas de sangre, los exámenes de hospital y las nuevas ideas de doctores, siempre buscando ayudarte y un nuevo camino. Pero ya no había nada más que pensar ni decidir. Me pediste dejar de tratar de salvar tu cuerpo.

Así que tuve tres meses para ajustarme a esta cesantía de rol. Sigo atontada por el golpe del espacio vacío que retumba como un túnel oscuro.

Hoy vi una audición mía, y vi unos ojos que no supe reconocer. Tristes. Con una pena infinita.

Hoy me fui a hacer un ajuste quiropráctico por segunda vez esta semana, y las lágrimas me brotaron solas, como salidas de un volcán en erupción silenciosa.

Trato de enfocarme en lo positivo, pero siento en lo profundo de mí una tristeza infinita. Sé que quieres que siga adelante con mi vida. ¡Y así lo haré! ¡Te lo prometo! Pero me pesa el alma. Mi cuerpo cae ante la fuerza de gravedad del golpe de tu pérdida.

Parte de mí no quiere ser feliz. No quiere levantarse, no quiere nada, solo volar contigo. Y creo que hago un excelente trabajo de reprimir esa parte para que no me consuma.

La valentía de mi amor, de mi corazón me empuja hacia adelante.

Quiero ser yo. Quiero volver a ser mujer de nuevo y volver a vivir la vida en libertad.

Al final te lo decía mucho, te rogaba que te fueras y te prometí que estaríamos bien. Voy a cumplir esa promesa. Vamos a reinventar esta familia desde el amor y la resiliencia que nos enseñaste, hijo mío.

29 de noviembre

Hoy en yoga respiraba y me movía en sincronía. Te sentía tan en mi corazón, mi amor, veía tus ojitos buscarme cuando te hablaba y tu sonrisa iluminarlo todo.

Y pensé: esto es la gracia. Sentir esta pena tan grande que nunca volveré a besarte ni ver esos ojos, y a la vez sonreír.

Estar en esa dicotomía tan perfecta de lágrimas que corren por mi cara y la sonrisa que se dibuja en mis labios.

Eso es gracia
Sonreír y llorar
Rendirse ante él
duelo con alegría
Ser yin y yang
Moverse con ligereza a través de los
caminos más gruesos
Te tengo en mis brazos
y te dejo ir
Sonríe a través de las lágrimas
Permite que la vida se desarrolle
como el misterio que es
Confía en que estaré allí
adentro, afuera, abajo y arriba
Baila, porque me deleito en tu alegría
Y di mi nombre a menudo
para poder oír tu voz
El don del amor no es
para los débiles de corazón
El tuyo es valiente y fuerte
Lo sé porque me contuvo siempre
Sigue tu camino con gracia
y sé la canción
que me celebra
ahora que me he ido
Gracia

Muévete con gracia en cada gesto, en cada movimiento, con cada respiración y confía mientras la vida se desenvuelve.

Cuidaré de ti. La vida te dará lo que necesitas. Mira dónde y cómo surgen tus miedos, la sensación de no ser suficiente, o no tener suficiente.

30 de noviembre

Ayer Gra se fue de vacaciones a Hawái por diez días, después de volver pasará un tiempo con nosotros antes de empacar definitivamente sus cosas y volver a su vida. Me alegro que pueda encontrar un espacio de paz para procesar su pena y descansar de estos cinco años con nosotros.

Lunita se despertó anoche llorando con dolor de estómago. Fui a estar con ella. Pero seguía mal, y no la podía calmar, así que la traje a nuestra cama. Lucas nos dejó y se fue a dormir a la cama de ella. Al poco tiempo seguía con llantos y quejándose, así que me preocupé y le dejé un mensaje al doctor para que me llamara, eran las 2 am. A los treinta minutos me llamó de vuelta y en lo que le contesté, Luna empezó a vomitar con violencia. Con una mano en el teléfono y otra recibiendo su vómito llamé a Lucas, que vino a ayudarnos. Pobrecita. Se sintió mejor al rato y pudo dormir conmigo.

Al día siguiente, en la noche, cuando ya estábamos acostados, nos empezamos a sentir mal con Lucas. Me sentía mareada, con náuseas muy fuertes. Estábamos tratando de mirar tv pero yo no podía con el malestar. De pronto tuve que correr al baño y vomité todo. Al poco tiempo le tocó a Lucas. No paramos durante toda la noche. Me salía todo por los dos lados al mismo tiempo. Mi cuerpo se sacudía con espasmos que me doblaban en dos. Quince veces vomité. Y hoy tengo acalambrados los abdominales, las costillas y la garanta por la violencia de los espasmos.

¿Que nos puede haber caído mal? No damos con nada. Creo que nuestros cuerpos están sacando la pena. Marce comió lo mismo que nosotros y no le pasó nada. Por suerte estaba ahí para ayudarnos.

Me siento agotada y vacía.

1 de diciembre

Entré en la casa, no había nadie, te saludé como lo hacía siempre, y te escuché responderme con tus grititos de alegría.

Me acosté sobre tu cama hoy. Solo mi pecho, no mis piernas. Por temor a quedarme ahí por siempre o caer en un abismo (sin fondo) de pena.

Tu olor vive aún ahí. Por momentos escucho tu risa como campanitas de alegría.

No se llenará nunca el espacio que dejaste. Solo se aprende a vivir con ese «vacío-lleno». Vacío, porque tu cuerpo no está. Lleno, porque todo lo que me dejaste en la vida, todo lo que aprendí de ti lo llena, ampliamente.

4 de diciembre

Ayer fue un día difícil. Luna me preguntó en la mañana, antes de ir al colegio, «¿por qué no va a volver Matteo? Porque yo no quiero estar solo con mamá, papá, Vito, Marce y Gra. Yo quiero estar con Matteo. ¿Por qué no puede volver?».

Todo el día sentí su ausencia, el espacio vacío que dejó su cuerpo físico. El silencio de su habitación, la ausencia de su mirada y grititos.

En la noche llegó una urna que elegimos. De nuevo se apagó una vela. Sentí que era otra sincronía, la señal de un nuevo cambio.

Sacamos tus cenizas de la caja en la que venían del crematorio, las pusimos en la urna y la subimos junto a todas las fotos de los ancestros con una nueva velita de la virgen. Fue muy duro ver que todo lo que quedaba de tu cuerpo eran esas cenizas.

Cenizas a las cenizas. Fue un día triste.

Esta mañana fui a yoga y mientras respiraba y me movía veía tu carita, y te dedicaba cada respiración.

Luego durante el *savasana* final escuché tu voz decirme: «Sonríe, mamá». ¡Así que eso estoy haciendo!

También me junté a tomar un café con Marlo, esa mamá que perdió a su hijo, Tanner, que me presentó una amiga. Hablamos de ti y de Tanner, y de lo que significa vivir sin ustedes. De la importancia de escribir (su libro se llama *Arcoíris alrededor del sol*), de ser amable con uno misma, de reinventarse.

6 de diciembre

Tu papito tuvo un sueño ayer, y eso que él nunca se acuerda de sus sueños. Era algo así: Íbamos pa+ma+Luni+Vito en un avión. Éste entraba en una zona de turbulencia, y la cosa se ponía fea, con el avión bajando en picada. Se iba a estrellar, era inevitable, pero nosotros cuatro estábamos tranquilos, tomados de las manos y en aceptación de lo inevitable.

Lucas me dijo que él ya no le temía a la muerte, pues ahora había algo que lo esperaba del otro lado: tú, mi amor.

Un momento antes de estrellarse contra el suelo, el avión se enderezó, y nos salvamos.

Hoy en yoga te respiré y sentí mucha gratitud por todo lo que me dejaste en tu corta vida. Y le dije al universo que estoy abierta a recibir. Estoy dispuesta a despojarme de lo antiguo, que ya no me sirve, para hacer espacio a lo nuevo.

Siento que quiero escribir un nuevo artículo, pero no sé bien sobre qué. Supongo que si empiezo se irá abriendo solo.

Anoche Luna me preguntó cómo te habías pegado en la nariz. En realidad, estábamos regaloneando antes de dormir y le pedí que me diera la horquilla que tenía, porque no quería que se hiciera daño y le saliera sangre. Entonces me preguntó: «¿Como Matteito?». «Sí, como Matteito». «Pero ¿por qué le salió sangre?». «Porque tuvo un accidente y se cayó». «¿Por qué tuvo un accidente?». Ahí mi corazón se hundió y tuve que hacer todo el esfuerzo del mundo para contener el llanto, y pensar cómo responder de otra forma que con «Mamá las cagó». Porque fue mi error, y ese llanto de dolor y sorpresa de Matteo aún retumba en mis orejas cuando escribo esto. Tuve que esforzarme para que todo eso no me paralizara. «Luni, los accidentes pasan y la silla de ruedas de Matteo se cayó por esos dos escalones». «Mamá, entonces la próxima vez tiene que haber un grande ahí».

Una y otra vez veo el momento en que dejé la silla y me di vuelta para agarrar a Luna, antes de ver de reojo como caía tu silla, mi amor.

Lucho aún con mis emociones, me enferma recordar tu cara y tu grito. Te escucho dentro de mí decirme: «Mamá, yo ya te perdoné, ahora tienes que perdonarte tú».

Repito eso una y otra vez. «Me perdono». Espero que en algún momento lo crea y lo sienta de verdad, pues ahora la culpa y la vergüenza me tienen prisionera de mi error.

7 de diciembre

Soñé que estaba en un departamento chiquitito en Nueva York. Era mío y estaba lleno de cosas viejas que ya no necesitaba, pero cumplían su función. Recuerdo ver un par de zapatos y pensar que estaban feos (y rotos), pero que quizás no debía tirarlos porque los podía arreglar. ¡Claramente no!

También recuerdo bolsas de viaje y desorden. Estaba conmigo Lunita, dormía en la cama.

Hoy siento el vacío de tu ausencia física muy fuerte, Matteo. Cuando Luna se va al cole y me encuentro sola con el silencio es tentador llenar ese espacio. El impulso es no quedarse en ese espacio incómodo. Hace meses que siento que lo lleno de comida, dulces y cosas para taponear mis sensaciones.

Ahora llevo algunos días más atenta a lo que como, a lo que mi cuerpo realmente necesita, y surgen en mi mente otras formas de llenar el vacío. Por supuesto, me imaginé otro bebé, porque sinceramente veo a mi familia más grande que solo con Luni y papá. Quisiera darle compañía a Luni y tener otro bebé.

Pero siento la necesidad más profunda de redescubrirme a partir de ese nuevo vacío que dejaste, y no esconderlo con otro bebé. Reconozco que tengo ganas de actuar, de perderme en un papel, de crear arte, formar lazos con gente y un grupo de colaboradores artísticos. Con gente de mentalidad parecida. Quiero encontrar nuevos trabajos y participar en audiciones.

Quiero viajar con Luni y papá, para redescubrir el mundo con ojos nuevos. Viajar permite redefinirse, repensarse y no quedarse en una posición estancada.

Le pido todo eso al universo.

No sé ni cómo ni cuándo. Solo sé que se dará. Que iremos por el mundo los tres con Vito, y pensar en eso me da esperanza.

Las ganas de tener otro hijo son reales, pero en gran parte el apuro es por mi edad. Entonces es el miedo que me impulsa y no mi intuición. Por lo que elijo confiar que, si otro niño debe llegar a nuestras vidas, llegará.

Además, Matteito, aún estás en transición. Y como te prometí, te escucharé si quieres volver, me avisarás y yo te acogeré.

¿Quizás dejar el embrión listo con IVF? Pero me agota la idea de pasar por otro ciclo de hormonas y retiro de huevitos. No me da el cuerpo. No lo tengo claro, esperaré a tener más certeza antes de actuar.

Me focalizo en lo que sí tengo claridad, para manifestarlo.

10 de diciembre

El viernes vino Kirrely a casa. Estábamos hablando cuando de pronto pidió permiso, porque Matteo quería hablar con nosotros. Yo sabía que ella era médium y solía conectar con seres del otro lado. Tomó la actitud física de Matteo con sus manos y lengua. Fue bastante fuerte. Nos dijo lo que ya sabíamos: ¡que nos amaba mucho! que estaba agradecido de haber vivido con tanto amor y que extrañaba tocarnos y besarnos, pero que estaba feliz y libre, sin dolor y que podía hacer lo que quería.

También respondió a las preguntas que yo me hacía el día anterior sobre si tener otro hijo o no, y si él podía o quería volver.

Dijo que aún no podía volver y que no sabía aún tampoco si podría. Yo confío en que él me lo hará saber si lo desea.

Y hablando esa noche con Lucas, me di cuenta de que no tiene por qué ser un embarazo con mi huevo, si no anda bien. Puede ser también con un huevo que no sea mío, lo que eliminaría el riesgo de nuestra complicación genética y el 25 por ciento de chance que tenga también Leukodystrofia.

Matteito también me pidió que escribiera. Y le dijo a papá que vendría más abundancia económica, y fluidez en el trabajo, que le agradecía los sacrificios hechos. Me quedo también con que pediste que no dejáramos todas tus cenizas en el mar, sino que conserváramos algunas.

Y las lleváramos por todo el mundo con nosotros. Y que pusiéramos tu foto en un marco. Así que donde sea que viajemos, te llevaremos con nosotros.

Estoy feliz con los amuletos que estamos haciendo con mi querida Kathy Rose, de Rosearc: uno para papá, otro para Luna y otro para mamá. En cada uno de ellos, un poco de tus cenizas. Cada uno será diferente, le di como referencia la forma de las piedras de Stonehenge, lugar místico que visité hace años en Inglaterra. Así te llevaremos siempre con nosotros cerca de nuestro corazón, y tendremos algo para tocar y apretar.

Hijo de mi corazón, por momentos, tengo un agujero en el estómago. Siento dentro de mí un abismo. Ese abismo es el espacio vacío que deja la ausencia de tu cuerpo.

La paradoja es que cuando no pongo el foco en mí, sino en ti, entonces siento felicidad. Alegría. Libertad. Siento tu infinita existencia en todo. Y sé que eres feliz. ¿Entonces cómo no sonreír? Escucho tu sonrisa como campanitas y me siento más liviana.

Cada día, cada minuto es un recordatorio de la necesidad de vivir en el presente. De ser conscientes de nuestra mortalidad y de nuestra divinidad. Pido. Pido lo que quiero al universo y a la vez libero toda expectativa de cómo tendría que suceder o llegar.

Todo es una paradoja. Un baile que se menea entre opuestos. ¿Cómo no marearse? Todo en mí busca la estabilidad y el control... y eso me hace miserable. Es lo contrario del fluir infinito, del baile entre los opuestos que es tan difícil de aceptar, sin embargo eso es lo que nos trae verdadera libertad y desprendimiento del resultado.

Nunca me he sentido tan rica. Tan llena. Tan orgullosa de lo que hice, de quién fui con mi hijo. En vida. Como en muerte. Siento un amor profundo por él, así como por mí. No creo nunca haber sentido eso. Amor propio. Gustarme por quién soy. Amarme en gran parte por quien fui con Matteo.

No hay satisfacción más grande: ni fama, ni éxito, ni dinero, solo vivir plenamente todas las emociones y escoger el amor. Entender y vivenciar nuestras limitaciones humanas. Pues a eso vinimos a esta tierra.

11 de diciembre

Pienso en los seis años que vengo compartiendo la vida de mi hijo con ustedes: sus victorias y desafíos. Hacerlo directamente por mis escritos y mis propias redes me ha empoderado a no sentirme presionada y a poder hacerlo en mis tiempos. Por eso ahora me enfrento a la tarea imposible de hablar sobre la muerte de un hijo de forma pública.

¿Sabían que no hay una palabra que defina a un padre o una madre en estas circunstancias desafortunadas? Uno puede quedarse huérfano o viudo, pero perder un hijo es innombrable, no hay palabra que alcance. Pero eso es también porque uno nunca deja de ser mamá, aunque el hijo ya no esté.

Me doy cuenta por mis redes sociales lo mucho que mi hijo es amado. Lo mucho que la gente llora conmigo su partida. Y eso me hace reflexionar, y en particular da vuelta en mi cabeza lo que dijo Jim Carrey en un maravilloso discurso que dio a unos chicos que se graduaban en Harvard: «La moneda de cambio más valiosa que tenemos es el efecto que provocamos sobre otros». Esta frase me sigue dando vueltas porque me permite entender la dimensión del amor y la sabiduría de mi hijo Matteo. ¡Cuántos corazones tocó! ¡Cuánta gente se sintió inspirada por su espíritu luchador! ¡Por su habilidad de no perder la sonrisa a pesar del dolor físico, de los desafíos y las limitaciones de su cuerpo! Matteo sin decir ni una palabra, solo con su sonrisa y esos ojos de caramelo, conmovió a millones de personas, y quiero pensar que los inspiró a ser mejores seres humanos y a escoger el amor. Porque ese fue el efecto que tuvo sobre mí y todos sus cercanos.

Pensar que hace no mucho tiempo a los niños como mi hijo los escondían en hospicios y traían la vergüenza a sus familias. Nosotros jamás concebimos sentirnos avergonzados por sus diferencias. Y si lo miraban más de la cuenta atemorizados por su cuerpo, jamás pedí disculpas; al contrario, abrí la puerta para que nos miráramos mutuamente. Indudablemente caían bajo el encanto de sus ojos y su sonrisa, y se iban quizás un poco más abiertos al haber ido más allá de su miedo «a lo diferente».

De ahí nace esa sensación de un orgullo muy profundo por mi hijo. Nunca me he sentido tan plena. Ni en el apogeo de mi fama con *Cleopatra*, ni cobrando los cheques más gordos aquí en Hollywood, ni estando en los lugares más exóticos del mundo con la gente más rica, linda e interesante. Nada, nada te hace más feliz que amar incondicionalmente.

Nada, nada me ha dado un sentido de amor propio como el que me enseñó Matteo. Porque no fui yo, su madre, quien se lo enseñó a él. No, yo no tenía idea de que era capaz de algo así, hasta que él me lo mostró. Poco a poco derrumbó cada pared que cuidadosamente había construido alrededor de mi corazón hasta dejarlo desnudo, a flor de piel y sin filtro.

Nació un amor que no pide disculpas, que va hasta el fin del mundo, un amor que me permitió acompañarlo hasta la puerta de la muerte, en consciencia, con abnegación por mi propia pena y miedo, y en total confianza de su destino.

Siempre lo he dicho: Matteo me permitió convertirme en la mejor versión de mí misma. Mucho más grande y poderosa que cualquier sueño que haya tenido antes de conocerlo. Y me llena de propósito escuchar que otros padres se sienten inspirados por nuestro camino. Quiero seguir compartiéndolo, porque este mundo necesita más amor, sobre todo por los indefensos, los que no tienen voz.

18 de diciembre

Se me ha hecho difícil pasar de la tercera página de tu biografía, que comencé a escribir como hace seis días. Me sentí feliz de hacerlo, pero después pasó el tiempo y no escribí. Creo que parte de mí tiene miedo a descubrir dónde me llevará la escritura sobre ti, Matteito. ¿Fallaré? ¿Es posible fallar? Es un espacio delicado, eso es seguro.

El domingo 16 de diciembre fue el primer mes de tu muerte. Tuve días llenos de ansiedad. Aún me siento así. Me sobreviene un temblor interno que pide comer chocolate, chips o palomitas para apaciguar lo que siento. El nudo de la garganta, que habla de un dolor, de un miedo, de la tensión que siento en mi cuerpo al recordar esa noche, esas últimas horas.

Me desvelé varias noches pensando en ellas. Reviviendo los pasos de tu cuerpo. Los gritos de la noche anterior entre 7 pm y 10.30 pm.

Recuerdo haber entrado en tu pieza en vez de acostar a Luna como solía hacerlo, y tratar de contenerte hamacándote en el sillón, pero eran gritos como nunca antes habías proferido: dolor, angustia, miedo, no lo sé... entre llamadas a los cuidados paliativos para manejar la morfina y tratar de hacer funcionar el tanque de oxígeno que no andaba. Recuerdo el horrible estrés del momento.

Al final logré hacerte dormir en brazos. Me debo haber acomodado la pierna que se me acalambró y al ver que abrías los ojos te levanté para acostarte en cama. Una parte de mí piensa que si hubiera sabido que este era el final, me hubiera quedado ahí toda la noche.

Pero salí dejándote tranquilito con Marce en tu cama. Y fui a buscar a tu papá al aeropuerto. De camino paré en un lugar que me gusta: el supermercado Erewhon en Venice. Respiré un poco, deambulé por los pasillos, compré algunas cosas, comí chocolate o chips y fui por Lucas.

Cuando llegamos, dormías. Me desperté a las 3 am con un mensaje en mi teléfono que por alguna razón había quedado prendido.

Era Marcela, pues habías despertado. Me respondía a mi mensaje de la noche anterior, sobre tu dosis de morfina de la noche.

Creo que debí haber bajado. Debí haberme quedado cerca de ti. ¿O quizás no querías? ¿No debía ser? No lo sé, pero te pensé con angustia y amor, y traté de descansar un poco más para tener fuerzas al día siguiente.

Hasta que nos despertamos a las 6 am con Marce, que me dijo que bajara... lo que hice volando...

Creo que estabas entrando en algún tipo de convulsión, pues tus ojos estaban rojos y acristalados. Empezabas a enrollar tus manitos y enroscar tu cuello. No me despegué más de tu lado hasta las 12.30 pm, cuando tu cuerpo se apagó.

El jueves de la semana pasada hablé con Nell, tu maestra de la escuela. Le dije algo que no había dimensionado plenamente sino hasta expresarlo: siento alivio de no tener que estar siempre estresada con doctores y medicamentos, terapias y tratamientos. Ese alivio se duplica con un alivio más grande aún: saber que tu cuerpo ya no lucha más, que no sufre dolor, ni angustia. Está también el alivio de dormir. De descansar, de tener tiempo para hacer otras cosas. ¡Seis años de un sueño alterado! Alivio de no tener que estar siempre corriendo y apurada para alcanzar a hacer todo lo que debo hacer.

Y ese alivio viene con culpa. La culpa de hacer lo que yo quiero. La culpa de sentir alivio. La culpa de ser feliz sin ti, Matteo. Aunque yo sé que es exactamente lo que tú quieres para nosotros, mi principito.

19 de diciembre

Soy suficiente.

20 de diciembre

El domingo fuimos a un «baño de sonido» (de una chica llamada Luna) que me remeció el alma. Nunca había asistido a uno. No sabía cómo conmemorar este día de tu cumplemes, Matteito. Y cuando me llegó la invitación de la Fer, me pareció perfecto.

Mi cuerpo se movía solo, se remecía como un violín tocado por el sonido y el *shakti* (energía).

Lloré. Me reí. Te sentí. Ahí conmigo muy fuertemente. Solo tú podrías haberme guiado en el primer mes desde tu partida así.

Entendí algo que venía procesando desde hacía días, pero que pude vivir de manera más profunda: «Soy suficiente». Pues contigo aprendí a ser una persona que no sabía que era capaz de ser: fuerte, plena, abnegada, en servicio a ti y sobre todo amándote de forma incondicional, hasta el final.

Y esa persona, o sea yo, es suficiente para sí misma también, pues lo fui para ti. Me descubrí bajo otra luz. Tu mirada. Y me gusté. Me quiero. Me respeto. Me trato con más cariño y paciencia que antes. Porque ahora soy la mejor versión de mí misma. Ese es tu regalo mi amor. Ese es el don de tu vida, regalarme esa consciencia.

Hoy, durante la meditación en sonido, me di cuenta de que sí, en efecto, habías venido a terminar el trabajo de tu abuelo. Pero no en el plano de las ciencias por el cual papá es tan conocido, sino en el plano espiritual de la consciencia.

Encarnar el amor incondicional, perdonar, vivir con consciencia pura y aceptación de la muerte. Para vivir en la devoción, el servicio al otro.

Papá buscó a través de la meditación el estado de elevación más alto posible. Y ese maestro, ese Buda que vino a enseñarme cómo vivir, fuiste tú.

Cuánto tuviste que rendirte a la vida en ese cuerpo que elegiste encarnar. Cuánto tuviste que aceptar la imposibilidad de controlar tu cuerpo y tu entorno. Sin embargo, cuánto elegiste luchar, sin nunca dejar de sonreír en el camino.

Matteo, el maestro del amor.

27 de diciembre

Hoy partiremos de viaje en avión al parque natural de Yosemite, a las 3 pm.

Han sido días de mucho movimiento en torno a la Navidad: los regalos, la vida social, Luni sin escuela, rentar y amoblar la propiedad Bundy (la casa que pensábamos arreglar especialmente para nosotros y tus necesidades) y el resfrío de Luni, que me tumbó un día sábado y ahora me tiene aún un poco afónica. Ese día literalmente no podía hablar, no podía tragar. Me tuve que quedar un día en cama haciendo lo mínimo y muy callada.

Con tanta cosa, hijo mío, no he estado en el silencio que me une a ti. Y te extraño. Me falta escuchar tu risa y sentir más tu presencia.

Sé que vas y vienes por los mundos a través de los cuales transitas y que algo de ti sigue aquí. Pero ya no tanto como antes. Y te extraño. Llevar una «vida normal» se siente extraño. Hacer todas las cosas que los otros hacen, no vivir la vida en tus ritmos.

Y hoy nos vamos y te quiero llevar conmigo. Más que nada en el mundo quiero que estemos juntos frente a los majestuosos árboles milenarios Sequoias. Quiero llevarte con nosotros al santuario de la naturaleza.

Este diario se quedará acá con las pocas páginas que le quedan vacías. Y me llevaré otro para empezar otras conversaciones, mi amor.

Te llevamos en los hermosos amuletos que nos hizo Kathy con tus cenizas que llegaron a tiempo para la Navidad y también traeremos tu foto a todas partes.

La pena no pasa, pero el vacío se llena de otras cosas y sobre todo de la certeza de seguir amándote y aprendiendo de ti. De tu viaje, de tu amor infinito.

Yo no sé qué me espera el año que viene: pensé que haría la película de Francisca Alegría y la obra. Pensé que mi agenda de trabajo estaría llena, pero no es así. La peli se empuja hasta el próximo año, y no estoy segura de hacer la obra, ni tampoco de querer volver a hacer *castings* durante *pilot season*.

Quiero encontrar mi voz, hacer y desarrollar los proyectos que me motiven, y trabajar con ellos, con gente que estimo y admiro. No seguir siendo una marioneta. ¿Será escribir más? ¿Será dejar que Lucas provea por nosotros?

No lo sé. Solo presiento el cambio, la incertidumbre, el desgano de seguir en la misma lucha de siempre.

Si voy a seguir actuando quiero ser «*the one*», como dijo mi amiga Zoe. No quiero hacer cosas que no tengan trascendencia.

¿Cuál es mi verdadera pasión, hijo? ¿Cuál es mi llamado? ¿Cuál mi verdadera vocación?

¿Medioambiente / conservación?

¿Sanación?

¿Contar mi historia a través de un libro?

¿Actuar en historias que me conmuevan? ¿Y que puedo contribuir a hacer realidad, a materializar?

No lo sé, Matteito. Ojalá me puedas ayudar a identificar el nuevo camino por el cual hoy empiezo a transitar sin ti, aquí en mi vida cotidiana para marcar la pauta.

Hijo, ya ves, no sé quién soy sin ti. Solo sé que te amo. Amo a tu hermana. Y estamos trabajando con tu papá para salir adelante como compañeros de vida.

Te amo, pollito mío. Nos vemos en el próximo diario.

30 de diciembre

Nota de voz en Yosemite,
durante caminata en el bosque:

La muerte de mi hijo y la muerte de mi padre se hacen eco, un eco en mí que habla de un pago karmático, de almas que se pusieron de acuerdo en algunas vivencias para trascender las limitaciones o completar lo que veníamos a aprender. La experiencia del amor incondicional más profundo, del amor que se rinde sin «peros» y sin pedir nada a cambio.

Papá murió a los 53 años debido a un cáncer largo y pronosticado contra el cual luchó mucho, incluso pasando por un trasplante que no fue suficiente para parar la enfermedad. En el caso de mi hijo, la muerte fue pronosticada casi al nacer, a los pocos meses de vida. Ambos abrazaron la muerte: se rindieron a ella con aceptación, tranquilidad. Con paz. Y siento tan unidas nuestras almas que me hace cuestionar mi propio miedo a la muerte, o las cosas que en este mundo me son importantes.

Si estoy acá para aprender y compartir este aprendizaje, entonces no le temo a la muerte. El miedo se evapora, se vuelve algo que no posa sus garras sobre mí, que no me tiene prisionera. Y si disfruto entonces de cada minuto en plenitud, sin las etiquetas que mi ego impone, entonces no le tengo miedo a la muerte. Como un ser que está acá para aprender, para transcender mis limitaciones, para controlar mi carácter, para desprenderme de los placeres carnales que ya no son una necesidad, sino que simplemente son la alegría que otorgan.

Acá camino por el bosque de Yosemite, pienso en ti, mi amor, Matteito de mi corazón, te extraño, ver tus ojos y tu sonrisa más que nada. Extraño la calma que me traía acostarme al lado tuyo y dormirme. ¡Y te sé tan feliz, hijo! Me alegra poder llevarte dentro de mí a todos lados. Háblame. Solo te pido que me cuentes, que me digas. Te quiero escuchar. Te escucho.

Soy un ser de luz, soy un ser divino. Rindo todas mis angustias y problemas a los pies de lo divino, sin preocuparme de cómo vendrá la solución, pero teniendo la certeza de que vendrá en su tiempo. Perfecta y divina. Te llevo dentro de mí, hijo, y sé que nos volveremos a encontrar. En esta vida o en otra.

AÑO 2019

7 de enero

Nos fuimos diez días de vacaciones y no escribí ni una sola vez.

El único espacio que tuve sola, sin Luna y Lucas, fue en una caminata en Yosemite de dos horas y media. Ahí grabé la nota de voz del 30 de diciembre.

Volvimos anoche, y hoy mudé mi escritorio a tu cuarto vacío, Matteito. Sacamos tu cama y algunos muebles para amoblar la propiedad de Bundy que decidimos rentar. Pero tus cosas personales siguen en tu clóset. Tu ropa, algunos juguetes.

Es el primer día que trato de apartar tiempo para escribir. Las distracciones de la vida cotidiana me lo hacen difícil, pero aquí estoy. Empecé por leer este diario y juntar los anteriores. Siento que me estoy empapando de ti al estar en este espacio. Al leer lo que escribí y las notas del día de tu ceremonia.

Después de este viaje con Luna y Lu, siento que estamos más aterrizados en nuestros roles, en nuestras vidas, de regreso de lo que fue llevar a Matteo hasta el umbral de la muerte.

En este viaje pudimos reconectar como pareja con Lu. Hacer el amor, entendernos, observar nuestras pequeñas peleas, y volver a elegir seguir siendo una pareja.

Con Luna siento que se definieron de nuevo las tareas, nos repartimos las responsabilidades y todo fluye mejor.

Cuando llegamos a casa anoche estaba feliz de llegar a ver a Vito y Marce. Pero entré en la casa y me dio una sensación de frío y vacío muy grande: con la mitad de los muebles vendidos, toda desarmada, esta ya no es mi casa. Qué bueno que nos mudaremos en dos meses. Y qué bueno que Marce tendrá un buen trabajo en marzo y al cual se podrá ir para continuar su vida.

Empezaremos esta nueva vida solos, sin nadie más en casa por primera vez desde que somos papás, en un nuevo lugar en febrero.

Todo lo que ayuda a entender que nuestra experiencia humana es un aprendizaje, lo que nos ayuda a recordar que somos seres de luz, vale la pena. ¿Quizás ese sea el objetivo de escribir este libro para Matteo? Porque es como el despertar de la humanidad, es enseñar, compartir lo aprendido, lo que realmente cuenta. ¿El resto? No tanto.

¿Cómo puedo lograr compartir todo esto? ¿Todo lo que siento? Página por página sin tratar de entenderlo todo, solo dejarme guiar por el proceso y confiar que tomará forma por sí solo.

Miro por la ventana de Matteo y recuerdo su presencia, sentado afuera, o aquí sobre su cama. Dulce niño, qué alegría saber que tu cuerpo descasa y que tú te regeneras, que eres luz y paz. Te amo y te extraño tanto. Me alivia saber que nos volveremos a ver, en esta vida o en otro plano.

Si en efecto existen siete planos, pues en alguno de ellos nos encontraremos.

8 de enero

Ayer, anoche y hoy te he extrañado mucho, hijo. Cuando acariciaba a Lunita en cama anoche, sentía tu piel en la suya, igual de suave y dulce, fresca y morena.

Al acostarnos, le dije a Lucas cuánto te extrañaba. Lloramos en silencio tomados de la mano.

Pensaba que lo que siento jamás pasará: extrañar ver tu risa y tus ojos. Tuve sueños algo agitados: estaba Rosario Dawson, maquillada rara (con un delineador), solo recuerdo un laberinto, escondernos de los que nos buscaban, y un hospedaje muy precario.

Desperté temprano. Pollito, mi mejor momento hoy fue al terminar mi clase de yoga, cuando escuché tu risa a carcajadas, la que era imposible resistir y contagiaba a cualquiera. Escucharla siempre me hace sonreír.

Hoy tomé cita con un astrólogo para hacer una lectura de mi carta astral que me recomendó mi hermana del alma Fran, me interesa hablar de mis vidas pasadas, y lo que quedó pendiente, o se pactó. No tengo la menor duda de que tú y yo hicimos un acuerdo para tener una experiencia de amor tan incondicional. Sin expectativas. Puro. Como tú y solo tú sabías ser.

Pienso en esa lectura de astrología cabalística en 2009, donde me dijeron que una de mis lecciones y propósitos de reencarnación era vivir «el amor incondicional». ¡Cuánta razón tenían!

Entonces me pregunto, ¿qué más puedo entender de las vidas pasadas compartidas contigo, mi amor?

Si quieres visitar al astrólogo e inspirarle su lectura mañana, te invito a ti y a todos los maestros a revelar lo que pueda ser útil para mi crecimiento y el de todos.

Mi papá también tiene que ver con este karma que se está pagando. Entiendo que los tres nos hemos querido y cuidado muchas veces, y que en esta encarnación algo se pagó. Algo sanó.

Siempre estamos aprendiendo. Creciendo. Entiendo que tu sabiduría, hijo, era infinita.

Ya habías vivido mucho antes de llegar aquí en 2012.

Al igual que te vio en su sueño mi amiga Ingrid, hace mucho, flotabas como un pequeño monje budista arriba de la cama donde estábamos acostados papá y mamá. Lo que ella no sabía es que eso sería cuando dejaras tu cuerpo, después de tu última respiración. El 16 de noviembre, pasada la medianoche.

Te sentí partir, y sentí el mismo alivio que tú. La misma alegría. El mismo amor que nos unió siempre.

Te escribo para estar contigo. Para no olvidar nada. Para seguir aprendiendo de lo que vivimos.

Cuánto te amo, Matteo Varela Akoskin. Te llevo por siempre dentro de mí.

9 de enero

Desde que volvimos de vacaciones me siento aquí en tu cuarto vacío. Tus muebles ya no están, solo quedan las cosas del clóset, que aún no me animo a tocar. Y el sillón mecedor, donde te tuve en mis brazos desde chiquitito. Y donde también amamanté a Luna. Estar en este espacio donde moriste, y donde tantas veces en medio de la noche lloraste, me pone el alma pesada. Se siente mucho tu ausencia en este espacio en particular.

Me alivia que nos mudemos en un mes, el cambio nos vendrá bien. Acá cada esquina es un recuerdo. Gracias, hijo, por haber elegido partir en este espacio de transición, en esta casa rentada donde nunca íbamos a quedarnos más de un año. Traje a tu habitación el arbolito de mil gruyas que te hizo Gra. Y ahora mi escritorio, todo el resto vacío, nada más.

Empecé a releer el último diario y llegué hasta septiembre cuando se deterioraban mucho las cosas. No pude seguir mucho más.

Creo que me siento disociada, como si existieran dos yo, que no se unen.

Yo inferior

1. La que llora cuando te recuerda, la que te necesita, la que se aferra a estar en este espacio que habitaste. La que tiene una pena negra de haberte perdido. Ella no quiere «seguir adelante», quiere sentirte y quedarse con el dolor, porque al menos es algo tuyo. O mejor dicho, algo que me conecta a ti. Y supongo que está bien estar triste. Sentirme así de perdida sin ti.

   Esta parte de mí perdió interés en todo lo que antes me motivaba hacer, el ejercicio, la actuación.

   Me duele tanto no poder abrazarte, hijo, que ese dolor empapa y tiñe todo el resto del mundo.

   Solo tu hermana logra sacarme de ahí. Solo ella prende en mí la luz de la esperanza. El único bálsamo a mi dolor. Por ahora solo puedo llorar y llorar.

Yo superior

2. La segunda persona que soy es como mi súper yo. O «mi consciencia elevada». Esa parte de mí piensa en ti con mucha paz, hijo. Te sabe por fin libre del dolor de tu cuerpo y se siente aliviada de no verte más sufrir. Sabe que estás conmigo aún ahora y por siempre. Y que nos volveremos a amar en otra vida. A encontrarnos en otro plano que no sea la Tierra.

Esa parte de mí le sonríe al sol, a las plantas que veo crecer desde tu ventana, admira los paltos que plantó Gra en tu nombre. Entiende que la muerte es parte de la vida y que es un regalo haberle perdido el miedo al entenderla un poco más gracias a ti.

Desde aquí puedo renacer, mirar la vida con paz, con aceptación y amarla como es, incluso si no termino de entenderla del todo.

Las respuestas vendrán a su debido tiempo, y me siento sorprendentemente capaz de esperar. De confiar en la vida. De soltar el deseo de controlar. De soltar la ansiedad y rigidez.

Desde aquí puedo encontrar el amor que sentía por ti. Desde aquí me puedo amar más. Puedo ser más tolerante con otros y aceptar sus fallas o lados más desafiantes.

En la perspectiva que todo es un largo camino del alma, nada parece tan finito, tan terminal. Y si tenemos muchas vidas más para seguir aprendiendo, entonces por qué elegir quedarse en el miedo. ¡Paso por ahí y sigo de largo! Si todo esto es un camino para aprender, entonces mejor hacerlo con humildad, gratitud, amabilidad hacia los otros. Con paciencia y fe de que estamos exactamente donde tenemos que estar.

Desde este lugar puedo estirar mis anhelos como brazos hacia el cielo y sonreír a un futuro que traiga a otro bebé, un trabajo creativo en mi industria y un espacio de reconocimiento en este. Una linda casa con sol para vivir con mi familia, una relación rica y lúdica con mi marido. Y mucha, mucha paz para encontrar estos espacios para estar contigo hijo. Y escribir. Compartir. Ser generosa con lo aprendido.

Soy una y luego soy la otra. Paso de la luz a la sombra. Bailo con estas dos personas, sabiendo que soy las dos, sin ser en realidad ninguna.

Pero elijo, en cada instante consciente, ser la mejor versión de mí. Elijo el amor sobre el miedo. Elijo abrirme más en vez de cerrarme con el dolor.

¿Esas lágrimas, ese dolor me purifican? ¿Me limpian de lo que ya no necesito ser?

Cuán infinitos son los regalos que viniste a traer al mundo, Matteo, mi amor.

11 de enero

Creo que se dibuja una verdad, un propósito, o misión de mi escritura: ayudar a otros a entender que nada les puede quitar lo que ya tienen. La muerte es un velo, pero nuestras almas, lo que realmente somos, siguen unidas, hijo mío. No te perdí. Sigues siendo mío, sigo siendo tuya. Perderle miedo a la muerte está en el centro de esta historia: ¿Quién puedo ser cuando pierdo ese miedo? Me descubro más paciente, sonriendo más, entendiendo que lo más importante son las relaciones entre los seres vivos. Y eso se puede aprender observando a la naturaleza: ahí hay armonía, hay equilibrio.

¿Qué dirías, papá? ¿Qué buscabas con la meditación? Recuerdo mucho tu muerte estos días. Claro que luchaste contra el cáncer por más de diez años, pero al final decidiste aceptar tu muerte. Vivirla plenamente e irte en paz, con dignidad, en la calidez y la contención de tu casa, rodeado de tus seres queridos, igual que Matteito.

Te recuerdo sereno y en aceptación, una templanza que me impactó profundamente. Cuánto contrastaba con tu cuerpo disminuido. Igual que el de Matteito: sin cabello, delgado, casi esquelético, sin fuerza vital.

La paradoja es tan grande que nos es muy difícil ver más allá de lo que se imprime en nuestras retinas: el dolor de tu cuerpo me aterrorizaba. Verte con dolor y sufrir era la peor tortura. Sin embargo, también sabía que te liberabas, Matteito, a medida que tu cuerpo se apagaba paso a paso. Qué miedo me daba eso que no conocía, cada respiración laboriosa era una ansiedad sin nombre. Sin embargo, cuando ya tu corazón paró, ya no respiraste más, sentí un alivio enorme. Sabía que te liberabas, Matteito. Había tanta paz. No tan solo porque por fin llegaba el momento que sabíamos era inevitable, sino también porque había paz, y te sentía aún tan ahí conmigo pero libre, pleno, feliz, liviano. No sentía el vacío que a veces hoy me pesa. Tu presencia lo llenaba todo. Pude lavar y vestir tu cuerpo con calma y paz.

Lo que extraño es no poder estar con esa presencia siempre. Todo el rato. Es como si me estuvieras enseñando a vivir con otros lentes, otra mirada más profunda hacia todas las cosas de la vida.

Es como despertar a otra realidad. Una que entendía intelectualmente, pero de pronto vivo en carne y hueso, desde el corazón. Es una realidad a través de la cual miro a todo el mundo con más amor.

Tú me enseñaste a amar, dar de mí, recibir, estar. Y ahora eso se queda para proyectarlo a mi alrededor.

Primero Luna y Lucas, y luego el círculo increíble de mujeres que son mis amigas, mis amigos, mi familia y todo, todo el mundo entero. Pues estamos todos conectados. Y la ley del karma dicta que todo tiene consecuencias, entonces cómo no sembrar semillas positivas y tratar de no herir a nadie.

Sin embargo, el conflicto parece inevitable. Nunca será posible no cruzar nuestras sombras con las de los otros, evitar el roce entre nuestra humanidad. Pero quizás lo pueda hacer con más paciencia, mayor tranquilidad, sin que me afecte tan profundamente. Sin perder el temple. Sin perder el autocontrol.

Papi, creo que esto también te desafiaba a ti: tu mecha corta. Tu impaciencia. Tu intolerancia y rigidez. Quiero buscar tus libros, los voy a leer con el corazón y no con la mente, para entender un poco más.

¿Qué pasa con todas las memorias que tengo de ti, hijo? ¿Las escribo una a una aquí para no olvidarlas y que nunca se me escapen, o dejo vivir en mi corazón en silencio los detalles de nuestros años compartidos?

Escribo para estar contigo. Y también para recordarte. Quizás encuentre una forma de empezar por 2012 y terminar por 2018, paso a paso, como un mapa de nuestra vida juntos.

14 de enero

Llueve a cántaros y esquivo mi compromiso de sentarme a las 11 am haciendo algunas compras/café, queriendo tener la mente ocupada en otra cosa. Es casi la 1 pm y sigo medio desconectada. He pensado en ti muchas veces desde el despertar. Beso tu urna todos los días y ayer te puse flores del jardín junto a tu vela.

Hoy escuché una canción que me hizo pensar en ti. A pesar de haberla escuchado innumerables veces antes, hoy toma otro significado: *Lovesong*, interpretada por Adele.

Dudo de mí a veces. Siento que estoy ok. ¿Será una forma de adaptarse para sobrevivir a la pena? ¿O realmente me estoy sintiendo mejor en esta nueva forma de convivir contigo? Me muevo con otros sentidos que los visuales, al igual que Sandra Bullock en la película *Bird Box*. Aprendo a mirar con el corazón, pues ahí te siento cerca, palpable dentro de tu nueva existencia.

No siento miedo. Me asombro cuando la gente habla de mi «fuerza». Sí, soy fuerte en cuerpo y mente, y canalizo mi intensidad, porque siento todo a flor de piel. Pero ser fuerte para otros pareciera ser la habilidad de seguir adelante sin ti. Y la verdad es que no seguir adelante no es una opción. Al igual que cuando luché por ti en vida dándolo todo no era una opción no hacerlo.

Solo pienso en ti. Más bien te siento en mí y eso me mueve. Me conmueve. Me motiva. Ese amor es como un motor infinito que nunca se queda en *panne* de combustible. Es un amor autosustentable, porque se retroalimenta. Es un vaivén de energía entre tu corazón y el mío. Y hoy, a pesar de que tu cuerpo no está, no ha cambiado nada.

Estoy sentada en tu habitación escribiendo hecha un capullo. Da una enorme pena saber que en este sitio exacto moriste hace ya casi dos meses. Cuánto hemos cambiado. Y eso nos permite ser más felices. La adaptación a la realidad que nos impone la vida es crucial.

Entiendo también que los budistas hablan del «desapego» de la misma manera: pese a que en ocasiones no resisto el hecho de que tu cuerpo no esté más, amo y acepto esta nueva forma de estar contigo. ¿Es difícil? Claro que sí y a veces quisiera esquivarla a toda costa. Pero puedo ser más feliz en el desapego, me siento más entera, realizada, cuando me atrevo a entregarme al desapego y abrazarlo. Con pasión. Con gentileza. Hay un diamante puro en el pantano del dolor: el crecimiento personal y la realización espiritual de mi alma. Porque siento que si yo pudiera mirar todo esto desde arriba, desde otra dimensión de la consciencia, vería exactamente lo que mi alma pide. ¿Entonces por qué negarme a ello? ¿Qué función cumple resistir? Solo perder tiempo. Y el tiempo aquí y ahora es lo único que hay.

Matteo, hijo amado, ¿qué acuerdo hicimos para escoger vivir esto? ¿Cuáles fueron las necesidades mutuas? ¿Lo hiciste por mí? ¿Para enseñarme a amar y a abrir mi corazón?

Supongo que nunca tendré respuestas certeras. Solo queda vivirlo, sentirlo plenamente. Y cada mañana, cada noche volver a elegir amar a corazón abierto.

Ahora que tu ausencia me deja tantos espacios vacíos y tiempo, intuyo que ese amor debe mirar a otros: a Luna y Lucas. Mi familia. Amigos. Y la humanidad.

Esta perspectiva podría sonar como una sentencia religiosa. Pero, hijo, es la certeza espiritual la que me mueve a decirlo. Es la fe. Es la esperanza que no pierdo.

La creencia en Dios y la inteligencia universal que veo en este mundo. Es tu sabiduría tan, tan grande desde el minuto en que naciste. Tus ojos la expresaban. Tantas vidas y lecciones aprendidas en un cuerpo tan pequeño. Solo un maestro del amor sabría expresarse así. Tú y mi papá, mis dos maestros espirituales más grandes.

16 de enero

Hoy se cumplen dos meses desde tu viaje estelar. Has estado muy presente todo el día, a tu manera, de forma irrevocable.

Esta madrugada desperté una hora antes de que sonara el despertador. Te sentí, medité y le di un beso a tu urna como todos los días, saqué las flores muertas para dejar las lindas, y fui por tu hermanita.

Después de dejarla en el cole, fui a una clase de narración y cuentos de hadas que ofrecían para padres de la escuela Waldorf de tu hermana.

Le había propuesto a Lucas venir. De la nada, la profesora se puso a hablar de la mielina y su importancia. Nos miramos con Lu y él se emocionó tanto que tuvo que salir unos minutos. Yo no dije nada. Pero luego una mamá sacó el tema de cómo podía abordar la muerte con su hijo, pues había muerto su abuela. La profesora habló de cómo los niños procesan la muerte, y dijo que a través de «reconstrucciones». Luna lo hace intuitivamente sola todo el tiempo: su bebé está enfermo, tiene un cuerpo que no funciona y muere, y se va en un *moon boat* al cielo. En reiteradas ocasiones lo hace. Cada vez que escucha una canción que dice la palabra «ángeles», replica con mucha ternura: «Aww, Matteito...».

Decidimos contarles en ese círculo pequeño lo que estamos viviendo, y así poder preguntar cómo Luna lo está procesando. Al parecer, todo está bien. Ella sin duda busca consuelo, lo que es normal y yo quiero poder ofrecérselo.

Al parecer, a los ocho o nueve años vendrá una comprensión más abstracta de la muerte y lo que pasó con Matteito.

En todo caso, Matteito se encargó de que supiéramos qué hacer con su hermanita hoy.

Luego me vine al CCS de Resida, el centro de terapias donde más estuvimos con Matteo, en sus mejores meses. Yo quería donar su arnés HOPSA y sus zapatos/manoplas ortopédicas, su fórmula que había quedado sin usar, su *Little room*. Todo lo que era de él ahí. También quería ver a Beth, Megan y Helen y todas las otras PT/ OT's.

No lo planeé, pero fue justo el día del segundo aniversario de su partida. Fue fuerte y duro porque tuve que ver, aceptar y contener de algún modo la pena de sus terapeutas. Ellas lo conocieron y quisieron mucho. Él dio sus primeros pasos ahí. Y eso no lo olvidaré nunca.

Estaban muy felices de recibir todas las cosas y me dio mucha alegría ver cuánto servirían a otros chicos que no tienen los medios para comprarlas. Me abrazaron y recibí también el cariño y admiración que inspiramos como familia.

Me fui con el corazón un poco apretado y pesado. Pero cuando empecé a manejar por la 101 que siempre tomábamos, sentí la sonrisa de Matteo, su felicidad de que haya ido yo misma a hablarles y regalar sus cosas. Y sonreí. Me sentí feliz, si puede decirse así. Disfruté el paisaje del cañón y el trayecto pensando en la cantidad de veces que lo hice contigo, hijo. Amé esos momentos.

Fuimos muy felices en el CCS, tomando esas oportunidades para hacer avances que pueden parecer pequeños en la perspectiva habitual, pero eran enormes para nosotros. Tus pasitos fueron un orgullo que llevaré dentro de mí siempre.

Después de hacer ejercicio (y de haber llegado tarde sin estresarme), estoy sentada frente al mar pensando en ti. Comprometida a encontrar estos espacios para estar contigo.

Puse algunas ideas sobre el papel. Algo que se me ocurrió exactamente hace un mes durante el baño de sonido. La idea de una película, un western donde la heroína atraviesa situaciones como las que estoy aprendiendo ahora contigo. A un mes exacto de la primera idea, se hace más rica la historia. Quizás pueda contar nuestra historia a través de una parábola.

Necesito hallar la dirección de la historia para ver a dónde me lleva.

Ayer hablaba de nuestro viaje juntos en esta vida. Una de las cosas más hermosas que me permitiste experimentar es haberme entregado a ti, a tu cuidado al mil por ciento. Haber puesto todas mis habilidades y fuerza a tu servicio.

Enfrentarme a tu condición y tu sufrimiento me dio una humildad que no conocía.

Ahora miro hacia atrás y me siento en paz con quien fui y lo que hicimos. La pena y el dolor nunca se irán, pero miro todo lo vivido y me siento feliz de haberlo hecho. De haberte dado una vida con tanto amor. Rodeado de belleza. Con el mejor cuidado. Fuimos también muy felices a pesar de las penas, miedos y frustraciones por las que tuvimos que pasar.

Miro el mar. Te recuerdo. Sonrío cuando veo tu imagen en mí.

Todas esas vivencias me permiten ahora analizar las cosas desde otra perspectiva. Y cuando hablo de ellas, tienen otro peso. Tengo otra capacidad de amar al mundo, por extensión tuya. Dicho de otro modo, tu forma de amar sigue vigente en mí. Y se expande a Luna, Lucas, mi círculo, al mundo y yo misma. Con ese amor propio me libero. Y así libero a los otros de mis juicios y expectativas. Todo se vuelve más suave.

18 de enero

Los días vuelan, hijo. En ocasiones vuelvo a sentirme integrada a la vida. Ayer tuve una audición y en todo lo que hago pongo un poco de ti. Me gusta sentir lo disponible que estoy emocionalmente en estas instancias.

Terminé de leer el libro que Martita me dio el día de tu ceremonia: *Muchas vidas, muchos maestros*, de Brian Weiss. Me ayuda mucho pensar en esos términos. Ahora empecé a estudiar el trabajo de Dolores Cannon, y leer *Journey of Souls* de Michael Newton.

Meditar también me aporta un grado de distancia, un margen respecto de todo lo que acontece adentro y afuera de mí.

Sobre todo una historia me da vueltas en la cabeza: un western de dos mujeres. Le daré espacio para ver por dónde decide crecer, o no.

23 de enero

Tengo la desagradable sensación de estar eludiendo algo. No logro apartar de forma más disciplinada el tiempo para escribir lo suficiente. Y a medida que la escritura pasó del diario a la computadora, me empezaron a entrar la inseguridad y las dudas sobre si lo que estoy escribiendo vale la pena, o si está mal.

Quiero simplicidad, sin tanta floritura, ni distracciones. Lo esencial, lo que viene siendo el proceso del duelo. No sé si me perdí. Pero me siento desfasada.

El velo de la ilusión se vuelve más delgado, eso es el despertar.

No eres tu cuerpo, pero más bien tienes un cuerpo.

Los cuerpos que vienen con desafíos como el tuyo a menudo son almas mucho más avanzadas, ya que eligen un desafío mayor, y así pueden hacer aprendizajes más acelerados, limpiar más karma.

Impulsada por la lectura de mi libro, averigüé y encontré a una terapeuta de hipnosis basada en el método de Dolores Cannon. En tres semanas tendré mi sesión. Debo hacer una lista de las diez/quince preguntas que quiero hacer durante la sesión, en orden de importancia:

¿Cuál fue el contrato de alma que hicimos yo y Matteo antes de venir a este mundo? A veces siento como si hubiera venido a salvarme. O regalarme su amor y enseñanza, y me siento culpable por que él pudiera haberse sacrificado en mi beneficio, aunque presienta que no es así.

¿Qué más se debe entender acerca de nuestra experiencia común y tiempo compartido?

¿Volverá en esta vida? ¿Vivimos juntos en el pasado?

El propósito de mi alma en esta vida:

Amor incondicional + Autocontrol.

Relación karmática con mi padre.

Dolor crónico de mi cadera derecha/dolor hombro derecho: ¿tiene alguna raíz en las vidas pasadas que se pueda trabajar/liberar?

Me estreso muy rápidamente: falta de resistencia, me vuelvo reactiva.

29 de enero

Matteo baila en un espacio lleno de luces de todos los colores que entran por un domo que parece hecho de piedras preciosas.

11 de febrero

Anoche soñé contigo, mi amor. No era tu cuerpo porque era el cuerpo de un infante más pequeño, ¿de un año? Pero eras tú. Estabas muriéndote y yo lloraba desconsoladamente. Estabas tendido en una camita, débil. Y enfrente mío, otra mujer (¿la virgen?) que también lloraba, pero más suavemente. Te tenía que dejar con ella para poder seguir cuidando a Luna y seguir viviendo. Como si tuviera que elegir entre el mundo de los vivos o los muertos. Esta señora te cuidaba con infinito amor y comprensión. Me desperté con lágrimas en los ojos, con Lunita arriba mío en la cama.

12 de marzo

Hace un mes que no escribo en mi diario. La vida tomó el protagonismo y me chupó los espacios de escritura que tenía contigo, amor.

Tu hermana ha necesitado mucho más de mí, nos fuimos a Viña para abrir la alfombra roja del Festival y nos mudamos. Ya más instalados en este nuevo departamento, encuentro y me hago espacios para estar contigo.

Mudarnos nos ha hecho bien, porque estamos dándonos la oportunidad de empezar una nueva vida, donde cabemos Luna, Lu y yo en dos piezas: vivir solos por primera vez sin *nanny*, sin el cuarto vacío que dejaste.

Pero a la vez no están más esos espacios en los que te veía por más dolorosos que fueran. Es como soltarte cada vez un poco más, y esa sensación no me gusta. Creo que es por eso que ahora te busco. Aquí. En esta nueva casa, con las ventanas abiertas y la brisa y el ruido del mar de fondo. Seguimos teniendo una vela para ti, pero siento que ya no la necesitas todo el tiempo. Mientras nos acercamos a la marca de tu cuarto mes de partida, creo que ya no te hace falta. Siempre pensé que tres meses serían suficientes. Ahora solo prenderemos una vela el 16 de cada mes.

Hay muchos días durante los cuales me siento bien. Mi rutina, mis quehaceres, el ejercicio, Luna. Pero hay otros muchos días durante los cuales me pesa la tristeza de no tenerte junto a mí, de no poder abrazarte, verte y escucharte. No hay modo que no me ponga triste cuando pienso en ti, en tu forma física: siento un agujero en el corazón, un peso y una pena muy profundos. Niño mío, qué no daría por ver tu cara iluminada de una sonrisa y abrazarte.

¿Cómo cultivar este nuevo espacio y no sentir que te me escapas? ¿Que esta conexión contigo es cotidiana, cercana y no algo que varía según cuán ocupados sean mis días? Hijo, quiero que ese espacio que dejaste esté vivo, sea motivo de fiesta y alegría, por todo lo que tuvimos, por todo lo que vivimos y aprendimos juntos.

Ha sido gratificante descansar del estrés. Cuando fui al oftalmólogo/dentista ayer, ambos me dijeron que mi salud está mejor que nunca.

Ahora duermo, tengo tiempo para almorzar con amigos y respirar muchas veces al día. Sé que todos estos cambios son para bien. Y sé que ya no sufres, eso me ayuda a aceptar que ya no estás. Sé que tu vida y la nuestra están más aliviadas, aun así no dejo de extrañarte y anhelo abrazarte.

Me he observado más aprehensiva con Luna y otros chicos, con más miedo a que se hieran o les pase algo. Creo que tengo miedo de otra pérdida, aunque sé que no es racional. Hago el ejercicio de no nutrir esos pensamientos con más energía.

Me focalicé en poner en práctica lo que aprendí leyendo libros sobre la reencarnación y el «entre vidas» (*in between*) y fui a hacerme una regresión de hipnosis: sané muchas cosas que venían de mi infancia y de mi vida:

1. Mi relación de adicción con el azúcar/el chocolate. Me vi de chiquitita cuando mi papá se fue de Costa Rica por más de seis meses luego de una separación con mi mamá, y la pena que eso me generó. Me vi comiendo chocolate para tragarme esa tristeza. Desde ese día tengo una aguja interna más perceptiva y una relación más sana con el dulce: me siguen gustando los postres, pero ya no se me pasa la mano.

2. El dolor crónico de mi cadera está ciento por ciento sanado. Durante la hipnosis observé cómo apretaba toda la pelvis para que mi mundo, y en particular tu bienestar, mi pollito, no se desmoronaran. La acción de apretar venía de una vida pasada, donde al parecer estaba viviendo un éxodo. En la diáspora caminaba sobre una cadera rota. Y yo debía seguir para sobrevivir, sin importar el dolor.

Estos dos cambios han sido cruciales en mi bienestar. Y ahora que lo pienso, me han ayudado a manejar mejor el estrés de la vida cotidiana, que era uno de los objetivos que me había propuesto.

18 de abril

Por primera vez he tenido un sueño lúcido contigo, hijo. Estabas en alguna terapia y debía ir por ti. Algo de nuestra organización con Lucas se hacía muy confuso, y yo terminaba corriendo para llegar a ti. Cuando llegaba a buscarte, tu terapeuta me decía con altanería que ya llevabas una hora esperando y que estabas solo. Y la muy conchuda no se apuraba en llevarme hasta donde estabas. Yo me desesperaba y le pedía que se apurara, pero nada. Me empezaba a angustiar por arriba de la impaciencia, y empezaba a empujarla, voltearle el café, pegarle. Se volvía todo muy violento, hasta que por fin llegábamos a ti, Matteito. Al mirar para arriba de unas escaleras, de una habitación salía Gra contigo en brazos. Volteabas la cabeza y yo podía ver que no estabas para nada angustiado. Me mirabas con tus ojitos curiosos. Desperté sudada a las 4.40 am sin entender mucho qué estaba pasando.

Cuando pienso en ese sueño es como si estuvieras apuntando hacia lo que debo mirar: cómo me angustio y genero estrés reaccionando a situaciones que podría haber manejado de una forma más tranquila. No había peligro, solo mi propia angustia que se convertía en violencia física al no poder verte de inmediato. ¿Cómo estoy manejando las presiones y el estrés en mi vida?

Me dio mucha felicidad verte en paz en los brazos de Gra arriba de esas escaleras. Cuando vi a mi papá en un sueño hace años, también estaba en las alturas de unas escaleras. Interesante.

3 de mayo

Ayer Luna despertó llorando, todavía semidormida y aun cuando me metí en la cama con ella, siguió lamentándose. Por la noche sucedió lo mismo, no se podía dormir sola así que terminé acostándome en cama con ella y después de bastante rato se calmó y se durmió pasadas las 10 pm. Sentí que estaba habitando su pena, sacándola, sin poder realmente procesarla en términos conceptuales ni verbalizar lo que siente.

Ahora que llevo dos días más estable emocionalmente, Lucas está dejando de reprimir sus emociones y está lidiando con mucha rabia. Y así mismo Luna está también procesando sus emociones. Es como el frágil equilibrio de un ecosistema: uno está bien, el otro afloja; el otro está mal, uno aguanta.

Y está bien que todos estemos más asentados en nuestras rutinas, porque eso permite dejar fluir emociones y pensamientos.

Desde la sesión de Peter Evans he sentido una sensación de más estabilidad, de integración simultánea de todas estas partes que antes estaban muy fragmentadas. Es como si me estuviera recomponiendo. Y puedo ser todas esas cosas a la vez. Lo siento sobre todo en la capacidad de sonreír, de ver lo lindo del día, de dejar fluir las cosas y no angustiarme tanto. Menos ansiedad.

7 de mayo

Hoy apareció en la revista *Ya* el artículo que escribí mientras estaba en Córdoba, hecha pedazos. Todos los comentarios han sido muy positivos. Todos me dicen que ahí hay un libro, y pluma.

No es nada nuevo, más que la confirmación de lo que sé: debo seguir escribiendo sobre ti, hijo. Ayer en la caminata que hicimos para subir un cerro con mi amiga Anita también hablamos de eso: la importancia de escribir sobre algo muy personal. Algo que te urja, una verdadera necesidad.

Y si bien hacer la serie sobre Tina Modotti me apasiona, escribirte a ti es una urgencia.

Pero hace muchos meses que dejé de hacerlo con disciplina. Hace dos o tres meses volví al mundo de los vivientes y entre viajes, trabajo, mudanza, Lunita, se me hizo muy difícil encontrar los momentos de escritura.

Te puedo decir, hijo, que, si bien fue hermoso sentirme activa en el ámbito laboral y entablar una nueva relación con el mundo, también toqué fondo.

Al final de nuestros días en Chile, que requirieron muchas horas de trabajo y dejar de lado a mi núcleo, se creó una crisis muy fuerte para nosotros. Luna se enfermó con una diarrea y fiebre galopante y ya cuando llegamos a Argentina a estar con la familia de Lu, yo venía rota de cansancio y en la aurora de la depresión: no quería llorar en brazos de mi marido, no quería ni podía contener a mi hija durante sus llantos y crisis nocturnas, no podía hablar de la pena negra que sentía. Empujé a todos lejos para hundirme en un pantano pegajoso y oscuro. Este hoyo negro me llevó a nuevos lugares de rabia. Y detrás de esto un miedo inmenso, y por más que mi mente racional buscara justificar lo absurdo, ahí estaba el miedo a que algo terrible le pasara a Luna. Miedo a que nunca pudiera pararme frente a los desafíos de la vida otra vez. ¿Y si me golpeaba de nuevo? ¿Cómo podría recuperarme entonces?

Me mantuve en ese hoyo algunos días, algunas horas al día cuando podía estar sola en la cama. Siempre buscando tu luz para salir.

Caer enferma también terminó de botarme. Pienso en la gente que sufre de depresión y mi corazón está con ellos. Es debilitante. Paralizante. Un lugar oscuro. No querer nada con nadie. Y simplemente no poder salir por más que tu mente te dice que no te quedes ahí.

Esa pena negra empezó a disiparse cuando gracias a los consejos de mi amiga hermana del alma Fran C. fui a ver a alguien y busqué ayuda por medio del uso de las flores de Bach. Fue como si las redes de mi matriz humana hubieran estado hundidas y con agujeros. Y esas gotitas, cuidadosamente preparadas por una diosa, trajeron desde fuera de mí lo que yo no podía crear en ese minuto por mí misma. Vinieron a llenar los hoyos de mis paredes y pude de nuevo levantarme y funcionar: ser capaz de llevar mi cotidiano con un esbozo de sonrisa, contener a Luna, por fin abrirme a hablar con Lucas. De ahí empecé a reconectarme con la vida, con la luz, puedo descansar, mover mi cuerpo y cuidarme.

Hay otra cosa que me tiene en el aire desde hace mucho. Pido claridad, hijo, pero es como si el proceso no estuviera listo para madurar una respuesta.

Hijo, ya sabes que desde hace varios meses que pienso en la posibilidad de tener otro hijo. Me pesa lo pronto que es, no quisiera tan rápidamente llenar tu vacío con otro bebé. Sin embargo, es un llamado fuerte. Y no sé si es una necesidad de tapar o más bien la forma más natural de sanar.

Por otro lado, me pesa que acabo de cumplir cuarenta y seis, y sin ir más allá en términos de fertilidad ¡la verdad es que estoy cansada! Mi cuerpo está cansado, mi marido está cansado y quiere justamente descansar llevando una vida más simple.

Además, está la certeza de que si Lucas y yo juntamos nuestra genética, hay un 25 por ciento de probabilidad de que tenga tu condición, Matteito, y eso no podría soportarlo. Pienso para un lado y para el otro. Pros y contras. Y no logro decidir.

Cada mes que ovulo, quiero otro bebé. Y si no me detuviera a reflexionar, trataría de hacerlo.

Luego pienso que sería mejor un embarazo vía IVF, congelar el embrión y ponerlo en un vientre de alquiler. Porque mi cuerpo ya dio mucho de sí en los embarazos anteriores, y creo que mi salud no se recuperaría si me embarazara de nuevo.

¿Ves? No tiene sentido. Sin embargo, lo anhelo. No me veo con una familia chiquitita. Me llama, mi vientre, la tierra, su espíritu o lo que sea, me llama.

Lo difícil de dilucidar, Matteito, es saber si es una llamada de mi destino, de otro ser que quiere venir a nuestra familia, o de mi miedo y de mi necesidad de tapar tu pérdida.

Y como no sé, no hago nada, y no hacer nada no ayuda cuando tienes mi edad.

Quizás no es nada de lo anterior, y me toca elegir el camino a tomar. Elegir la vida que quiero vivir, dónde quiero poner mi energía: crear una vida o crear arte, crear abundancia, construir una casa.

Hoy quiero un bebé en mi vida. Por irracional que suene. Pero sé que mi marido no, y nosotros estamos en un lugar de mucha fragilidad en nuestra relación, de desencuentros, de encontrones y dificultad de comunicar. ¿Qué efecto tendría esto sobre nosotros como pareja?

No lo sé. Mi mente decide que lo más racional es prepararse a hacer un ciclo de IVF y ver qué pasa.

Pero mi impulso me pide quedar embarazada ya, ahora.

9 de mayo

Esta mañana solo tuve ánimo para levantar a Luna y alistarla para el colegio. Preparé una audición sin mucha convicción, por deber. Porque se supone que es lo que debía hacer.

Luego de comer demasiado por ansiedad, salí a caminar cuarenta minutos por la playa con Vito, a sugerencia de Lucas.

Escuché unas entrevistas en podcast que me levantaron un poco el ánimo. Gente sabia hablando del Tao, de esta vida y de cómo navegarla. Me dio suficiente ánimo para ducharme, maquillarme y salir a mi audición.

Me sentí muy mediocre.

Y me pregunto ¿qué quiero?, ¿quiero esto?, ¿quiero actuar?, ¿quiero un show de TV?

Solo quiero escribir de ti, hijo, porque me urge sacarme del pecho de alguna manera la ansiedad, los miedos y la pena que siento.

Estoy más débil de lo que jamás he estado. Deprimida no alcanza para describir lo que siento. Estoy perdida, con pena y miedo. Estoy vestida solo de negro, literalmente.

Y si soy divina, si estoy hecha a la imagen de Dios, todas mis faltas son trampas de mi ego. Y la separación con Matteo es una ilusión. Para liberarme del ego debo ir más allá de mi ilusión de separación y sensación de pena.

¡Pero mis emociones dictan mi estado! ¿A quién podría engañar? Siento pena. Pena y solo pena de no tenerte aquí, hijo. Y me siento atrapada en ella.

10 de mayo

Cuando estoy en ese lugar oscuro creo que la palabra adecuada para describirlo sería «depresión», aunque me cuesta identificar ese espacio con claridad. Tengo dos impulsos y no estoy segura de cuál seguir. ¿Será que la respuesta adecuada es vivir los dos alternativamente? ¿Mi mente busca y quiere una sola respuesta, pero quizás la fluidez de alternar entre lo uno y lo otro es la respuesta?

Siento lo que siento: una pena profunda de no tenerte a mi lado, hijo. Pena de haber perdido tu presencia y no poder compartir mis días contigo. Miedo también de perder esa conexión espiritual. ¿Qué pasaría si sigues tu viaje más allá y yo dejara de sentirte?

Cuando la vida se vuelve bulliciosa me cuesta encontrarte. Miedo que la vida me golpee tan fuerte de nuevo. Miedo a quedarme en este pantano, en esto hoyo negro. Miedo de sentir a cabalidad estas emociones sin poder salir nunca más de aquí. ¿Y si no he tocado fondo? ¿Y caigo más abajo en la depresión? ¿Cómo hago para ocuparme de Luna y seguir interesada en el mundo de los vivientes?

Miedo a que esta oscuridad me trague por siempre si me detengo en lo que siento realmente. Estas emociones son tan pesadas que podrían consumirme entera. Siempre pensé que no había que mirar para el lado, sino que enfrentar nuestras emociones para vivirlas plenamente, y así dejarlas transitar. Transmutar.

Pero nunca había sentido el dolor tan profundo de perder algo tan amado.

El otro lado del péndulo es concentrarse en ese rayo de luz. Por más tenue que sea. Escuchar audios de gente como Wayne Dyer, Oprah o quien sea que me inspire a mirar la vida desde la perspectiva más grande del alma. Estoy hecha a la imagen de Dios, por lo que todo es perfecto como es. La separación es una ilusión.

Sé en lo más profundo de mi ser que estás conmigo, hijo, y que jamás te voy a perder.

Cuando me focalizo en la perspectiva de mi yo superior, se disipan los miedos y se disuelve la angustia. Respiro, puedo sonreír. Sé que todo es transitorio y me siento bendecida de haberte tenido en mi vida durante seis años.

La dificultad constante es ser como el agua, ser ese péndulo que oscila entre esas dos verdades: soy humana, soy divina. Ambas son verdades. Ambas deben transformarse en experiencias. Ambas coexisten. Pero permanecer solo en un estado me hace morir. Si solo me quedo en mi dolor, caigo en la depresión y las cuatro paredes del ego me entrampan. Sin embargo, esas emociones deben ser vividas.

¿Qué pasaría si solo existiera en la certeza de que soy divina, perfecta y completa en cada respiración? No lo sé. Quizás sería Jesús o Buda, no yo.

Pero puedo elegir volver a esa verdad que está en mí, a veces muy escondida. Pero siempre está ahí. Ese rayito de luz en el túnel de la desolación.

Elijo buscar las cosas que me ayudan a ver esa luz. Para mí mover mi cuerpo haciendo ejercicio y estar en la naturaleza son claves en este sentido.

De hecho, escribo esto en el auto saliendo de Pilates, cuando mi mente decanta todos estos pensamientos después de moverme, respirar y sudar.

13 de mayo

Ayer fue el día de la madre en L.A. Tenía muchas aprehensiones, pero al fin fue dulce y amargo. No tan terrible como anticipaba.

Lucas me sorprendió con tres regalos. Unas fotos hermosas de los chicos enmarcadas. Un cristal de cuarzo rosa que puse al lado de la urna de Matteo. Y una carterita linda de Chanel como la que quería.

Me tomé el tiempo de ir a Pilates y hacerme las uñas. Fuimos al mercado en familia. Luego nos bañamos todos juntos en la tina. Y cuidamos a Luni, que aún está malita y con fiebre. Hoy es su tercer día con fiebre y malestar, pobrecita.

Lucas estuvo particularmente cariñoso y atento. Veo cuánto trata de cuidarme y lo aprecio mucho.

También lo noto muy tenso, gritón y estresado... es muy difícil conllevar nuestras rabias y penas. Él ha estado muy explosivo y veo que le cuesta llevar lucidez/consciencia a sus estados.

Es más capaz de contenerme, o darme espacio, cuando le verbalizo lo que siento y necesito.

La semana que volvimos de Chile, así como la semana pasada, tuve audiciones. Fui. Me preparé casi por obligación. Como si ese camino se estuviera cerrando y secando como una calle sin salida. Me pregunto, ¿seré yo? ¿Quiero seguir luchando por esto? Y mi estómago dice que mi corazón no está en esa pelea. No sé si me queda pasión para seguir haciendo audiciones, y sobre todo, recibiendo rechazos. Lo que sí sé es que quiero escribir este libro. Me apasiona. Me importa. Y quiero hacer de esto mi prioridad.

18 de mayo

Santa Mónica

Estos días he estado con mucha, mucha pena, con altos y bajos muy grandes. No he podido estar bien y lidiar bien con la vida y con Luna, con alegría. En otros momentos me siento incapaz de levantarme e ir al baño. Y, sobre todo, hay veces que me siento rápidamente sobrepasada, por cosas simples como una decisión entre ir a un lugar u otro, o enfrentarse a una obligación. Me doy cuenta de que en realidad es como una nueva forma de ser/estar que tiene que ver con no controlar las cosas, no tener todo planeado, pues esa forma de ser antigua ya no puede funcionar. Incluso lo noto en términos físicos: la postura de mi cuerpo es diferente, ya no tengo que mantenerlo tan erguido y apretado, como lo hacía antes con los muslos (los apretaba ambos creando un dolor crónico en mi sacro). Ya no necesito controlar las cosas ni dejarlas ordenadas. Es dejar fluir, rendirse, no saber, estar ok con el hecho de no saber para dónde va la cosa. Esa nueva forma de ser a la cual me está costando adaptarme.

Es como mirar el yo en el espejo, ese yo que hasta ahora funcionaba en el orden, el deber y el control, en el que todo saliera bien y se ocupaba de todos y de todo, que apretaba los muslos para contenerlo todo. Ese yo reflejado en mi imagen del espejo se quebró. Es como ver mi identidad rota. Ese yo ya no existe, mi ego se rompió en mil pedazos.

Entonces surge la pregunta: ¿ahora cómo opero? ¿Qué significa funcionar en este mundo? Ser hábil, ser mamá, mujer y profesional. ¿Cómo funciono en esta sociedad?

21 de mayo, por la mañana

Hace días que me siento completamente incapacitada. Además de resfriarme, me bajó la regla. Y mi estado mental/emocional ha estado igual de bajo.

Llevo días, semanas, imposibilitada. Sin poder motivarme a escribir, ni hacer ejercicio, ni nada.

Lucas me ha aguantado las rabias y explosiones previas a la apatía actual.

La sensación de estar perdida me sigue hace semanas. Sin saber qué hacer. Sin tener ganas de nada, ni nadie. Sintiéndome cada vez más alejada de mis amigas, sin poder hablar con ellas. Y si hablo, me siento removida. Ajena. Sin sentirme entendida. ¿Cómo podrían?

Tengo la imagen recurrente de ver explotar mi reflejo en el espejo.

Verme quebrar en mil pedazos.

Ese yo ya no existe. Ya no funciona, ya no puede existir. Es la identificación con el mundo que me rodea, mi yo, mi ego que se quiebra por completo.

Ya no soy capaz de ser productiva, de organizar, de encontrar soluciones ni de programar nada.

El pozo oscuro que me rodea es profundo. Es el pozo del dolor. El pozo de la pena negra.

No tengo ganas de nada y no quiero nada con nadie.

En este pozo siempre hay un rayito de luz. Pero es fino. Y no me alcanza para poder salir.

Ayer fuimos a terapia con Lucas donde Sanda. Él organizó la hora. Ella me dijo algo que no me sorprendió, aunque fuera la primera vez que lo escuche en voz alta: tengo depresión. Es un cuadro clínico y real. Y debo ocuparme de mi herida para poder sanar.

A veces no tengo motivación para hacerlo, pero cuando pienso en Luna me movilizo.

Nunca pensé que la depresión sería algo así. Pero aquí estoy. Yo. La *super woman*.

Mi tarea fue clara: debo ir a grupos de otros padres y madres que han perdido a sus hijos. Ayer me metí a los sitios y encontré. Y hoy llamé. No contestó nadie, pero volveré a llamar.

21 de mayo, noche

Sentirse rota. Sentirse en muchas partes y no en una. Mi alma siente la presencia de Matteo, y está en paz con ello. Pero mi yo terrenal y mi ego se sienten en el pozo de la tristeza. Oscilo entre las dos partes, sin sentirme una sola. No tener una identidad completa. No estar entera.

22 de mayo

Hoy pensaba que cuando uno dice «*I'm shattered*» en inglés, se traduce literalmente como «estar quebrada en pedazos». Y así me siento: rota, con una identidad desestructurada, mi personalidad desintegrada. Ya no soy una, un yo.

Mi ser divino siente paz y gana en perspectiva con todo esto, siente a Matteo feliz y libre.

Mi yo visceral siente la pena más honda y oscura que jamás haya pensado podría existir.

Mi yo quiere pensar, computar y funcionar en piloto automático.

Pero solo floto o reboto entre una parte de mí y la otra. Es como si todos estos cuerpos sutiles estuvieran sobrepuestos, pero no unidos. Y como si hubiera una desconexión entre ellos.

Estar roto emocional, espiritual y físicamente.

Haber llegado a la línea final de la transmutación de Matteito tan cansada, tan desprovista de reservas, que la caída en la pena es abismal. No tengo de dónde sacar fuerzas, energías.

Esta noche John Amaral vino a hacerme una sesión: mi cuerpo era una bola, dura, compacta. De a poco, gracias a su trabajo energético, me fui abriendo y, con su ayuda, liberé lo que estaba bloqueado. Durante la sesión sentí a Matteito decirme: «Mamá, ese amor que sentías por mí, ese amor incondicional, aplícatelo a ti».

Más compasión conmigo misma. Más paciencia conmigo misma. Más aceptación.

De ahí puse las manos en mi corazón y lloré como no había hecho hace mucho. Quizás nunca.

Sentí el dolor de tu pérdida en mi útero, el lugar donde se había creado tu vida. Vi planos inmensos de oscuridad, paisajes que parecían interminables de puro dolor y oscuridad. Lloré y grité hasta temblar. Sentí toda la angustia y ansiedad, la pena infinita.

El miedo de estar realmente en esta emoción es que crees que no terminará nunca. Porque parece no tener fin.

Miedo a que si me abro por completo a sentir esta emoción, me terminará tragando, y no podré levantarme nunca más de este abismo negro. Como entrar a una cueva oscura, y quedarse ahí sepultada.

Pero no es así. Grité, lloré en bolita fetal, apreté la almohada con toda mi fuerza. Vi la inmensidad negra de mi pena, la sentí en mi vientre, dejé de tratar de controlarla, la solté. Y después de un largo rato, terminó. Al fin y al cabo no era una cueva, si no que un túnel. Y vislumbré la luz al otro lado.

24 de mayo

Ayer anduve con mucha pena. Me costó sentarme a comer con Lucas y Luna, y después de preparar todo, solo quería estar tendida en cama.

Luna vino, le dije que no tenía hambre, que estaba triste porque extrañaba a Matteo. Ella me dijo que me podía abrazar y me podía traer un hielo para que me sintiera mejor (eso le damos cuando ella se golpea). Y que no olvidara que estaba el hilo invisible de mi corazón, y que cuando extrañara a Matteo lo podía tirar para sentirlo.

Me dio una ternura infinita y la motivación para levantarme a cenar.

Fue la primera vez desde la ceremonia de despedida de su hermano que lloro delante de ella y le digo que estoy triste. Me alegro de haberlo hecho. Siento que ella también está en su proceso y que me vea expresar mis emociones (dentro de lo apropiado) está bien. Le hace bien. Sé que ella siente lo mismo, aunque no lo verbalice.

Ahora estoy en casa de Leah. Le pedí ayuda para hacer una sesión de micro dosis de hongos. Llegué con el corazón pesado, lloré mucho, hablamos y después de un largo rato de estar juntas, los tomé: 0,06 gr.

Me hizo un baño de sonido que me relajó y ahora estoy afuera a la intemperie. Apreciando la belleza de las hojas relucientes, del aire marino, del calor del sol. Y veo la belleza del mundo, siento razón de vivir y celebrar esta vida. Veo el mundo que me rodea y recuerdo cuánto Matteito amaba estar afuera, sentir la brisa en su cara y las hojas moverse al sol. Tan simple. Tan real. Gratitud.

Pensé que la microdosis me enviaría más profundo a la oscuridad, pero es lo contrario.

Me abre a la luz y a la belleza de ser. Y sonrío cuando pienso en M.

25 de mayo

Hoy desperté sintiéndome de nuevo como yo misma. El efecto de la microdosis fue poder mirar la belleza de la vida y apreciarla otra vez. Volví a encontrar mi sonrisa, poder abrazar a Lucas y respirar más libremente en mi pecho. Es un alivio, un levantar de mis pesares.

Fin de semana y lunes

El sábado en la tarde y el domingo entré y salí de estados de ánimo pesados y otros más livianos. O como les llamo entre el gris y el tecnicolor.

Hoy lunes volví a sentir la inhabilidad de lidiar con el mundo y mucha pena. En particular, me retiré temprano de la danza, cuando llegó la hora de la coreografía, frustrada, enojada conmigo misma.

Luego me vine a mi sesión con Peter Evans temprano. Y justo estaba Ale con una amiga enferma. Él me había sugerido ir justo ese día.

Tuve una sesión muy beneficiosa: Matteo es mi gurú, eso siempre lo he sabido. Pero Peter me mostró que es el gurú quien te lleva a la puerta que se encuentra en tu plexo solar, esa es la puerta entre el aquí y el allá. Entre el «nada importa» y «todo es amor». Cuando hicimos esos ejercicios de respiración vi a Matteo y ese AMOR que aprendí con él me toca vivirlo aquí ahora, sobre todo conmigo misma.

Esa paradoja de la vida, esa dualidad, ya no me duele tanto. Voy y vuelvo entre los dos en un milisegundo. La distancia entre el amor / la dicha / la pena / la aflicción es menor, y de hecho los sentimientos coexisten en el mismo momento.

Esa fragmentación que vengo sintiendo hace semanas se encuentra disminuida.

La puerta está abierta y él está en todas partes. ¡Está en el sonido, la luz, en todo! Siempre.

Lo sentí muy nítidamente. Y eso me da paz. Estar con él, poder conectarme con él.

Esa puerta está abierta, y solo se llega a ese lugar luego de haber pasado por el fuego, por el dolor más profundo. Solo con un corazón roto, que pasó por el valle de la muerte llega ahí.

He estado tratando de procesar y entender, darle sentido a todo lo vivido a través de mi mente. Pero solo logro hacerlo desde mi cuerpo, debo venir de mi primer chacra, hacia el segundo y el tercero, para subir al corazón, a la garganta, hasta arriba. Con la respiración, conectando con el sonido, con la luz.

Las palabras no alcanzan. Se convierten en un soldado inútil de una guerra que capitulé hace mucho rato. Porque nada importa, nada tiene sentido y nada hace una diferencia. Ahí vivo. Donde nada importa. Donde todos los caminos son válidos. *The middle way*, como lo llaman los budistas, el camino del medio.

El alivio que siento viene de poder acceder a la presencia de Matteo en cualquier momento. Y honestamente no quiero nada más que estar al servicio de mi maestro. Hijo, eres amor infinito, y junto a ti, cuando respiro nuestra unión, me baña una paz indescriptible. No hay más anhelos, ni deseos: no quiero actuar, ni trabajar, ni ganar plata, ni hacer vida social. Nada.

Me rindo a ti. A lo que sea tu voluntad, a lo que tú quieras de mí.

Si quieres que escriba, escribiré. Si quieres que descanse sin hacer nada, eso haré.

28 de mayo

Anoche dormí mal con un sueño que me dejó angustiada: estábamos en un evento muy importante y grande. A la salida decidimos separarnos con Lu, y encontrarnos en el hotel. Yo no sabía llegar y me perdía en el auto sin navegación. Solo llevaba un mapa de papel muy malo. Me iba a la periferia y no llegaba nunca a nuestro hotel. Preguntaba y nadie sabía ayudarme. Mi celular tampoco andaba. Estaba perdida en un país extranjero, vestida de gala, sola en un auto antiguo sin comunicación.

Me desperté angustiada.

Esta mañana, a las 8 am, segunda sesión de microdosis. Esta vez en ayuno.

Antes medité y me sentí tranquila, focalizada en mi plexo solar. Respirar, para estar en el otro lado. Me dio paz, me sentí bien.

Hoy hace dieciocho años murió mi papá y hoy comienza una nueva vida para mí: la del justo medio, una vida sin apego a las cosas, porque veo que todo es un juego y que da igual. No tengo tantos deseos. Simplemente servir al gurú. A ti, mi hijo. Sé que buscabas eso mismo, papá. De alguna forma, debo haber sido tu maestra en los desafíos más grandes que enfrentaste, donde más te quebraste y peor reaccionaste, a veces con violencia frente a tu frustración y rabia conmigo.

Pero yo sé que buscabas conciliar la comprensión mental, filosófica y biológica de nuestro ser con la espiritual, con el corazón. El que sabe que todo es amor. Ese silencio que compartimos antes de tu muerte, la última vez que vi tu cuerpo, ese silencio tomó otra dimensión. Porque solo ahora entiendo que no hay palabras. Solo luz y sonido. Recuerdo que quería decirte tantas cosas, pero no pude decir más que «te amo». Porque no había nada más que decir.

Hoy dieciocho años después, entiendo que mi propósito es servir a mi gurú. Y que solo quiero lo que él quiere. Así es: «Quiere lo que Dios quiere», decía Pierre Teilhard de Chardin.

Y por fin suelto el control, el querer planificar. Por fin confío en la inteligencia y la perfección de la vida.

Los pedazos de mí que se estrellaron en la caída más grande que pueda existir están por fin volviendo a armarse poco a poco.

Hijo, tú me rompiste el corazón abierto en mil pedazos, me llevaste al final de mi fuerza, y cuando ya estaba de rodillas tuve que verte morir en mis brazos. Me convertí en la madre rendida a los pies de su hijo, tal como María con Jesús.

Y solo eso me llevó al lugar en el que estoy ahora. En mil pedazos me estrellé cuando caí de la montaña y tú seguiste tu vuelo, sin tu cuerpo. Yo en vez caminé el valle de la muerte porque no se me permitía quedarme en esa cima donde te vi despegar.

Solo después de atravesar el aro de fuego que purifica la noche oscura del alma, solo ahora diviso otra vida. Otra vía. En la que los pedacitos de mí vuelven a ser de forma simultánea. Cuerpos sutiles sobrepuestos. Cuerpos de múltiples dimensiones en un solo momento.

Es esa puerta (*the gate*) que se abre en el tercer chacra. Ahí la respiración me catapulta a un lugar donde mi mente no puede entrar, porque solo hay AMOR, y hay que salir de la mente y sus conceptos para estar en la verdad absoluta de que «todo es AMOR».

¿Papá, pudiste llegar ahí?

¿Tu inteligencia tan aguda te dejó?

Pero no importa, porque el regalo del gurú es para todos.

El regalo de vivir una vida lejos de lo mediocre, una vida despierta, plena y radiante.

Sé que eso es lo que quieres para mí, hijo, mi principito hermoso, sabio y dulce.

3 de junio

Ayer hice una segunda sesión de hipnosis regresiva con Josette. Tenía muchas ganas y expectativas, pero muy pronto quería salir, porque se me hizo larga. Tengo que volver a escuchar la grabación, pero me quedo con que «está bien que te alejes de las audiciones y la actuación por ahora».

Debo hacer espacio para meditar y escribir. Estar. Y debo darle tiempo al tiempo.

Esta mañana fui a clases de improvisación, la clase número ocho. Nos quedan solo dos semanas. Pero me costó mucho estar en ella, no tengo alegría al hacer los ejercicios y no sé si estoy disfrutando. Es más, siento que no.

Me quedé en clase para preguntarle al profe qué opinaba, y me dijo: «Si es una distracción y te hace bien, quédate. Pero si es algo que no disfrutas, mejor no».

6 de junio

Ya van algunos días sin tomar café, excepto aquel en que Luna lloró toda la noche y despertó enferma, el martes. Se quedó ese día y el miércoles en casa y hoy jueves fue al cole. Le costó salir temprano, pero llevar a Vito a Malibú le gustó.

Yo he estado mejor. Más relajada desde que solté la obligación de hacer audiciones y después de dejar las clases de improvisación que me quedaban.

El lunes fui a clase y no lo estaba pasando bien. Sentí que no lo estaba haciendo con alegría, y si escuchaba esa pequeña voz en mí, no tenía ganas de seguir. A partir del momento en que decidí dejar esas cuatro clases que faltaban, sentí que me quitaba un peso enorme de mis hombros.

También me hizo bien hablar con mi manager Ryan y decirle que me tomaría un tiempo. No fue fácil porque va en contra de mi disciplina y sentido del compromiso.

Pero en el fondo estoy aprendiendo a quererme como me pidió Matteito, a darme a mí misma ese respiro, y sobre todo a dejarme guiar por lo que siento que me hace bien. Lo que me hace feliz.

Desde que estoy solo dedicada a mi día, con ejercicio, Luna y la escritura, estoy mejor, es decir, menos triste y sonriendo más.

Me asombra cómo el músculo de escribir se va afirmando: primero eran cinco minutos, luego treinta, después cuarenta y ayer poco más de una hora. Voy avanzando con los capítulos de nuestra vida con Matteo, paso a paso, sin releerlos. Tranquilamente, episodio por episodio.

Ser en verdad uno mismo y honrar el proceso creativo: una relación con el misterio y las musas, como dice Elizabeth Gilbert.

Menos sobre mi plato me ayuda a estar más relajada por ahora. Incluso, menos desafíos, como aprender coreografía de danza.

Estoy simplificando mi vida y dejándome llevar por los momentos, la magia de los encuentros, como anteayer en Erewhon con Shiva, que se encontró a su vez con su amiga, quien corrió a su auto a buscarme un libro, y me recomendó el podcast de E. Gilbert.

7 de junio

Ayer fuimos al grupo de apoyo de duelo con Lucas. Es la primera vez que escucho a tanta gente hablar de lo mismo que me sucede: abuelas ya mayores que perdieron a sus hijos adultos, hermanos que perdieron a hermanos, muertes por sobredosis, suicidio, accidentes. Todos para hablar de los que murieron pero que siguen estando en sus vidas. Lo primero que me queda es que el dolor de la partida nunca se va, sigue toda la vida; aprendí que está bien decir que tengo dos hijos, aunque genere una reacción, pero por ahí se puede explicar, ya a la tercera o cuarta pregunta, si realmente alguien está tratando de entender. Es un espacio de comunión donde no hay juicio de la forma o el modo de tu dolor o duelo. Escuché a otras mujeres hablar de sentirse *shattered* / quebradas / *broken* / deshechas / a punto de perder la cabeza, lo que yo entiendo como *ir* más allá de la *mente*, que quizás sea cuando tu mente, tu ego y tu identificación con este, ya no funcionan.

Escuché a otros padres que no podían conectarse y que se sentían apartados del mundo también.

Al salir Lucas se quebró en un llanto intenso. Lo abracé. Creo que fue fuerte para él hablar de estas cosas, escucharlas y enfrentarlas de esta manera.

Yo ya no tengo trabajo ni ambición profesional, me siento liberada de todo eso. Solo me encargo de preparar la construcción de la casa de Bundy, de Luna y de escribir. Mi trabajo es estar en duelo y me estoy dejando el espacio para ello. He sentido que algo muy sutil cambió dentro de mí, creo que es que ahora, al ser más amable conmigo misma, puedo ser más amable con lo que me rodea. No siempre. Tengo momentos de rabia, fuego y furia. Pero son más cortos y encuentro más espacios para una cierta paz interna. Hay mucha paz en «no desear». No estar queriendo cosas de la vida. Hay mucha paz en soltar y solo navegar con un compás interno más sutil que se retroalimenta de amor.

Estoy aprendiendo a quererme un poco más. A decir la verdad de lo que siento, sin temor.

10 de junio

Estamos a seis días de que se cumplan seis meses de tu partida y me encuentro ansiosa al pensarlo. ¿Cómo se celebra un día tan triste? Pero tampoco se puede dejar pasar sin honrarlo.

Un millón de pensamientos se tropiezan en mi mente: sobre el trabajo y la actuación y no hacer nada para no exponerme; ser amable conmigo misma y encontrar sosiego (*peace of mind*) son lo más importante.

Peace of mind: cuando no me exijo, ni busco hacer las cosas por obligación, sino que dejo fluir, me cuido y a mis amigos y familia también. Me doy cuenta de que al ser más amable y comprensiva conmigo misma, lo soy también con los demás y eso me hace sentir bien.

Pienso en particular en mi hija que me mira y aprende de mí. ¡Que se ame! ¡Que se cuide y respete como prioridad en la vida!

Hace días me está pidiendo un hermano, un bebé. En sus juegos y directamente. Lo desea y eso me da ternura. No quiere estar sola, no tener a nadie con quien jugar. En los próximos días iré al IVF y si está bien, me haré un ciclo para ver si podemos obtener algo. De otro modo, creo que abandonaré los tratamientos con la doctora china que me tiene cansada.

Ayer tomé microdosis de Psylium. Hace más de una semana que no lo hacía. Solo estoy tomando cuando lo necesito. Me dio un relajo y recargué pilas muy fuertes y profundas cuando fuimos al mar.

En todo caso, la capa pesada y oscura de la depresión no me ha tenido prisionera. Tuvimos un fin de semana muy especial y eso nos hizo a todos muy bien.

Peonías para ti, mi ratoncito. Me siento en todo momento contigo cuando hago a un lado el ruido. Tu presencia se siente infinita en todo, me mareo de tanto respirar ese aire que habitas. Me lleno de alegría y pena a la vez. Coexisto de forma más armoniosa con todas las facetas de mis emociones.

Hay una mayor integración de todo lo que estoy viviendo en este momento.

Algo me permite escuchar mejor esa voz interna. Algo me permite saber si «sí» o «no» sin pasar por la cabeza.

Solo me complica un dolor en una vértebra de la espalda baja, cerca del sacro. Necesito ayuda. Ojalá venga Mark a L.A.

12 de junio

Escribir hoy sobre tus pasitos me hizo llorar. Anhelo compartir más victorias contigo. Anhelo luchar impulsada por tu deseo. ¿Por qué estoy luchando ahora? Anhelo ese orgullo de verte conquistar esos milagros, esas metas que nos decían serían imposibles. Extraño a mi milagro.

Y estoy como el cielo gris, nubes cargadas de lluvia, truenos eminentes, listos para explotar en cualquier momento, liberando la rabia de tu pérdida. Tu piel suave, tu olor a canela y pera fresca, tu pelo suave, tu sonrisa épica que iluminaría cualquier día triste, como hoy.

Hoy Luna termina su jardín. Último día. Quisiera traer tu magia de vuelta a mi vida para agradecer cada instante por el milagro perfecto que es realmente ver y apreciar lo que damos por hecho todos los días.

Lunita se gradúa, está sana, es inteligente y hermosa como una princesa egipcia. Quiero ver todo por el milagro que es, como tú, mi pollito amado. Te amo. Te extraño. Y no hay consuelo.

13 de junio

A los pocos días que falleció Matteo recuerdo que pasó una ola de mariposas por L.A. Cientos de mariposas volaban por la ciudad en ráfagas. Las vi por primera vez cuando estaba por entrar en la autopista 10 de Santa Mónica. No lo podía creer. Era magnífico ver a todas esas mariposas llenando el cielo días después de tu muerte, y cuando se fue tu cuerpo, en ese pequeño ataúd con dos mariposas monarcas a cada lado.

Tu último disfraz de Halloween también fue de mariposa monarca. Toda la familia se disfrazó de mariposa para estar contigo.

15 de junio

Mañana se cumplen siete meses, tiemblo ante la idea de todo lo que me va a pasar. Hoy estoy a un 4/10. Solo espero no caer debajo de 0/10 mañana.

Angustia y ansiedad. Cero paciencia. Tristeza. Ganas de que todo se quede silencioso y poder flotar en gravedad cero, contigo. Cómo extraño tu sonrisa y ojitos de caramelo.

Todo el día en el BBQ con los amigos de la escuela. Ahí, pero sin ganas de conectar con nadie. Sin ganas de hablar de nada.

Esta semana la muerte de la Javi Suárez me golpeó muy duramente, hizo un eco profundo en mi propia pena. También cuando pensaba en Pedrito Milagros y Cristian. Me imaginaba a la Javi en sus últimos momentos de vida, y en lo difícil que debe haber sido dejar a su familia atrás.

Siempre pensé que tomaría en cuerpo la enfermedad de Matteo para que él pudiera vivir sano y largo —si pudiese elegir le hubiera dado mi vida. Pero ver cómo Javi luchó por quedarse junto a la suya, me da que pensar. No hay un «menos peor».

La pérdida es la pérdida. Y el dolor no se alivia.

Esta semana me llegó una audición que hizo eco en mi interior, porque era una madre con un hijo con discapacidad. La hice. Sin mucha alegría o placer. Pero algo en mí pudo decir esas palabras. Luego me mandaron otra más y volví a perder el interés.

Con Luna de vacaciones tengo menos tiempo para mí. Menos tiempo para escribir. Ojalá anduviera más animosa, pero no lo estoy y no logro motivarme para los mil pendientes. Solo los miro acumularse con apatía.

Mañana me toca ir donde Dr. Marss a ver cómo están los folículos y si podemos obtener huevitos. Si no hay suficientes, creo que ya no trataré más. A pesar de que siga sintiendo el deseo de agregar un miembro más a nuestra familia para Luni y para nosotros.

16 de junio

Estoy nerviosa. Mil preguntas se atolondran en mi mente: ¿Habrá suficientes folículos? ¿Hoy haré el tratamiento? ¿Cómo me sentiré si no hay nada? ¿Lo dejo hasta acá?

Hoy cumplimos siete meses desde que te fuiste, ratita, y no puedo dejar de pensar que, con este examen, se cierra o termina un ciclo. Manejaba por la autopista recordando las mil y una mariposas que inundaron L.A. a los pocos días de tu partida. Recuerdo la emoción y la confusión al ver ese océano de ti volar sobre mí.

Hoy sentí culpa de la liviandad de la cual está hecha nuestra vida. De lo fácil que son los días y las noches.

Terminó el examen y el resultado fue positivo, es decir que ¡mis ovarios están reaccionando de manera positiva al tratamiento chino! Hay más folículos, aunque están desincronizados. Este mes vamos a hacer un *pack de ovulación* que nos permita mirar de más cerca para que no haya problemas.

Esto es una buena noticia que no estaba esperando, y que recibo como un regalo tuyo mi amor. Durante el examen sentí el fuerte deseo de que funcionara. Sentí un «sí» interno fuerte a la idea de tener otro hijo, y recé al cielo porque el resultado fuera positivo. Y lo fue, pero no lo suficiente para hacerlo ahora. Pero sí un alentador empujón en la dirección correcta.

Trato de no pensar en las mil preguntas que se vienen y tomarlo paso a paso, día a día, que si sucede es porque tiene que ser.

Conferencia sobre la felicidad

La felicidad = Peace of mind

- Consciencia: Darse cuenta de lo que se siente / Dónde se encuentra uno.
- Honestidad: Admitirse a uno mismo lo que le está pasando.
- Experiencia completa: Vivirlo ciento por ciento.
- Aspectos prácticos: Pasos a dar.

Sentir / vivenciar la pena y el dolor en proporción a cómo se vive la felicidad. Dos polos igualmente importantes, no se puede escoger sentir uno.

Nuestras vidas siempre están compuestas de pérdidas. Tratar de evitarlas no es el camino a la felicidad. Al contrario, no se les puede hacer el quite. Hay que vivirlas de forma frontal y entera, y así se crea la paradoja, pues así y solo así se alivia el dolor o la pena. Y se llega a una mayor paz mental.

- El perdón como herramienta para aliviar la mochila que cargamos.

21 de junio

Hace dos días tengo sueños muy vívidos. Me despierto con ellos como si hubiera estado sentada a la mesa cenando con ellos.

Anoche eran todos sueños de IVF. Recuerdo que hablaba con una mujer que llevaba cinco años tratando de tener un bebé y nada. Ella no tenía el dinero para hacer IVF; hablaba y yo le contaba lo que estoy haciendo. Quiero otro hijo. Me cuesta reconocerlo por el miedo a que el ciclo de IVF no funcione. Como una piel protectora de lo que pasaría si hacemos todo el tratamiento y no obtenemos nada.

Aunque sé que hay otras formas de tener un hijo: adopción, huevo comprado, aunque quisiera que fuera idealmente mío, que se pareciera a Luna y a ti, Matteito.

Me da miedo que el tratamiento no dé buenos resultados y que todo esto haya sido en vano. Siento un fuerte llamado a tener otro hijo y también me siento terriblemente frágil.

Reconozco que ya no soy la misma. Mi piel es más fina y permeable. Todo me afecta más y más profundamente.

El rechazo negativo de una audición que antes hubiera sido un segundo de decepción, ahora me hiere mucho.

No sé si quiero aún actuar, creo que sí, pero el camino para llegar a ello me parece que tiene que cambiar.

Las audiciones, el proceso de escrutinio y los juicios, son algo con lo que ya no quiero cargar. En lo muy profundo, mi anhelo es interpretar papeles significativos para mí.

¿Por qué? Para compartir mi amor y mi luz con el mundo.

Porque me divierte estar en el set y jugar a ser otra.

Si ya no soy la misma, no puedo pretender seguir haciendo las mismas cosas de la misma manera.

Todos los días lloro y extraño tu presencia, hijo. Todos los días te invoco y pienso en tu olor de pera fresca, canela y manzanilla. Recuerdo tus ojos de caramelo que se iluminaban al verme. Tu sonrisa toda poderosa. Recuerdo tu ser y sonrío. No una sonrisa entera y de panza. Una sonrisa honesta y modesta, por haberte tenido. De haberte podido amar seis años. Que seas mío y yo tuya por siempre. Esta pena es también mi amor. Esta pena es el testigo, la marca de haberte amado tan completamente.

Por eso no quiero que nunca se pase. No quiero nunca olvidar. No quiero nunca sanar. Sanar sería negar que ese amor existe aún, que sigue vivo en mí. Ese amor incondicional y esa pena son una misma cosa: lo que nos une, tú y yo por siempre.

Busco esas lágrimas para refrescar mi alma. Riegan lo que será por siempre el recuerdo de tu olor, de tus ojos y tu sonrisa.

No me pidan olvidar. No me pidan sanar. No me pidan seguir adelante. Me quiero quedar contigo todos los días del resto de mi vida, para que esta pena me visite cuan a menudo lo estime necesario. Para dejar espacio para ti. Sin llenarlo de distracciones o cosas que adormezcan mi sentir.

Es todo lo que me queda, ese silencio interno durante el cual escucho tu ser. Y que me guía cariñosamente a una mayor compasión por mí, por el mundo, por los otros.

Como la virgen María en su amor absoluto, un corazón elástico que crece en su capacidad de amarlo todo. Porque tú también estás en ese todo. Un corazón lleno de devoción por tus enseñanzas, más sabio que antes, sin tanto juicio por lo que está bien o mal, sino que aceptándolo todo mejor, porque ahora entiendo que detrás de esa rabia seguro hay pena, porque entiendo la impermanencia de nuestras cortas vidas. Preferiría tenerte a mi lado en vez de entender todas estas cosas en mis huesos. Pero las entiendo gracias a ti, mi amor.

Como un chicle mi cuerpo puede ahora sostener más compasión. Músculos nuevos capaces de sostener mi pena, mi sufrimiento y el del mundo. Más compasión, más amor, más paciencia.

Recordarte me hace sentir bien, paso por la pena y el llanto. Pero luego me quedo con tu esencia. La infinita belleza que eres, toda tu sabiduría y fuerza. Y encuentro un momento de paz. Un momento de comunión. Sí, después de las lágrimas limpiadoras viene la paz de estar juntos en el silencio. Miro el reloj y son las 11.11. Sonrío. Estás conmigo.

Me cuesta distinguir si el anhelo de trabajo son viejos reflejos, ¿un hábito? ¿Una distracción para llenar este espacio de silencio doloroso? ¿A veces demasiado doloroso para visitar de forma cotidiana? ¿O una real necesidad de expresión interna? Lo dejo estar. No tengo respuesta.

Perdón, hijo

Una y otra vez recuerdo el momento en que me di vuelta a buscar a tu hermana, y al instante vi tu silla rodar hacia abajo dos escalones y aterrizar de boca.

Recuerdo mi grito, que salió desde el terror más profundo de mi estómago, la angustia de ver en cámara lenta lo que estaba pasando, pero no ser lo suficientemente rápida para llegar a ti. Me precipité a levantar la silla, creo que un segundo después del impacto. Al darla vuelta, vi que estabas en shock. Pero a los pocos segundos, vino tu propio grito de dolor y confusión. Me mirabas sin entender «Mamá, ¿qué pasó? ¿Por qué?». Yo estaba en un estado de pánico mirando tu cara y tu nariz, tratando de sacarte de tu silla de ruedas para abrazarte, tratando de abrir los múltiples broches de los cinturones que te aseguraban a la silla, y que afortunadamente te había puesto minutos antes.

Ahí llegaron corriendo Gra, tu papá y Luna. Ella también estaba en shock, y hasta el día de hoy habla de cómo te salía mucha sangre. También quedó marcada para siempre por ese momento. Un mini instante en que me di vuelta sin darme cuenta de que tu silla de ruedas avanzaba solita despacio hacia esos dos escalones, y te haría caer cara abajo contra los ladrillos.

Sentí mucha culpa y vergüenza de haberte herido por mucho tiempo. No lo podía ni mencionar sin angustiarme. Y hasta ahora me cuesta incluso confesarme a mí misma lo que en realidad pasó: me di vuelta un segundo y fui la causa de la fractura de tu nariz. Perdón mi amor, perdón, perdón, perdón, perdón, perdón. Yo sé que ya me perdonaste hace mucho, casi al instante, pero ahora yo sigo trabajando para perdonarme a mí misma. Siento vergüenza de no haber podido prevenir esa caída. Hay mil razones para haber estado al borde de la fatiga extrema y el agotamiento: salíamos hacía unos pocos días del hospital, de exámenes interminables, hacía poco habíamos hecho una transfusión sanguínea y tú estabas en un rápido declive, con la hinchazón de tu cara, y en pleno proceso de desintoxicación del Rem plus, lo que significó meses de no dormir y agotamiento. Sí, sé que son circunstancias extraordinarias, pero no puedo dejar de sentir el peso de mi error.

Siento vergüenza de haberte fallado, mi amor. Te fallé en ese instante y te causé más dolor del que ya sentías en esos momentos. ¡Estabas tan mal, y por mi culpa, estuviste peor! Me quise morir, sentí tanta angustia que tuve pesadillas durante meses. Me acostaba en la cama, cerraba los ojos y la escena de tu accidente se repetía una y otra vez, y era tal la angustia que no podía respirar, causándome ataques de pánico. Hasta el día de hoy recuerdo tu cara golpeada, tu nariz torcida y siento mi estómago hundirse al piso. ¡Cómo haber causado más dolor en vez de aliviarte! ¡Cómo haber sumado más confusión a tu vida cuando lo que debía haber hecho era aliviarte!

Por varios meses te angustiabas al salir por la puerta principal de la casa. Tú también tuviste estrés post traumático después del accidente. Malditos escalones, maldito momento en que pensé poder contigo y con tu hermana a la vez. Maldito empujoncito que le di a tu silla de ruedas y que no te tuve firmemente en mi mano. Maldita la mañana en que sentía dolor de estar indispuesta y cansancio, y que me tomé un relajante muscular. Maldita decisión en la que pensé que aliviarme mi propio dolor sería una buena idea, en vez de estar con mi entera capacidad para ti. Siento vergüenza al decirlo.

Perdón, mi amor, perdón por no haber podido salvarte la vida, por no haber podido hacer más por tu cuerpo, por aliviar tus dolores. Perdón mi amor, perdón, perdón, perdón por no haber sido más capaz, menos miedosa, más valiente o inteligente. Perdón por no haber tenido más recursos, haber encontrado o inventado otros caminos para ti. Perdón por cada vez que no te pude consolar, por los momentos en que no pude aliviar tu dolor, en que no pude quitarte los dolores de cabeza, los dolores de estómago, el dolor de tus espasmos. Perdón, mi amor, por no haber entendido antes cuando eras chiquito qué te pasaba y haberme faltado paciencia y fuerza para sostenerte todo el tiempo. Perdón por no haber sabido contenerte siempre, perdón, mi amor, quisiera haber podido hacer más por ti. Perdón por cada vez que causé que te atoraras, cada momento en que te apuré, perdón por cada vez que me impacienté contigo cuando era de noche y quería dormir y tú no podías. Sé que tú también querías descansar tu cuerpo, pero no podías. Perdón por cada vez que me enojé y te recriminé quitarme el sueño. Perdón, hijo, por la vez que te estaba cortando las uñas de los pies y estábamos por Skype con tu papá que estaba de viaje, y tiraste el pie para atrás y me quedé con la uña en la mano. Qué náuseas siento de pensar en ese momento en que te arranqué la uña del pie. Cómo no haber previsto, cómo no haber sostenido tu pie para que no lo tiraras para atrás.

Perdón, mi amor, por no haber podido salvarte la vida; te daría la mía en un instante si pudiera cambiar lugares contigo. Te daría mi vida, mi cuerpo para que pudieras caminar y correr como tanto querías. Te daría mi fuerza, mis brazos, mis piernas, todo mi cuerpo para que pudieras tener otras experiencias. Mi amor, perdón porque no fui capaz de salvarte la vida, perdón porque no pude hacer el milagro que tanto queríamos. Qué dolor, qué desconsuelo no haber podido hacer más por ti, haberte hecho daño físico y emocional. No haber podido protegerte del dolor como debiera haberlo hecho siendo tu mamá.

Sé que me perdonaste hace mucho y que no me culpas de nada. A medida que pasan los meses logro salir de a poco de esta espiral con más autocompasión y amor propio. Solo puedo aspirar a vivir con un poco más de paz.

Cuando toqué fondo, seis meses después de tu partida, pude sentir plenamente el dolor de tu ausencia. Y cuando ya no me salían más lágrimas ni gritos de dolor, escuché que me decías: «Mamá, ámate a ti misma como me amabas a mí». He estado trabajando en ello. Aceptar. No juzgarme. Dejar esas pesadillas atrás, pero por momentos aún solo quiero que me trague la tierra, y que ni un rayo de sol vuelva a tocar mi cara.

25 de junio

Hace cuatro días volvimos de nuestro viaje a San Luis Obispo, lo pasamos muy bien esos cinco días. Luna estaba feliz, paseamos, nos relajamos. Yo encontré pequeños espacios para escribir, llorar y estar contigo; sobre todo fue bueno no sentir estrés.

Volver a LA ha sido otra cosa: domingo y sábado logramos la venta de todos los muebles que estaban en la propiedad de Bundy antes de comenzar la construcción, pero empezamos a sentir la presión de la vida. Lunes volver al campamento de verano para Luni fue difícil. Yo logré hacer poco (me comieron las demandas de cosas de la casa). Desde ayer que estoy sensible, estresada. No medito regularmente. Estoy enojada y aprehensiva. Luna también hizo berrinches. Peleas lunes en la tarde y martes. Ambas estamos en mal estado.

Mis ovarios/óvulos mejoran según Dr. Marss (lo vi antes de partir de viaje) y eso también me genera ansiedad mientras se acerca la fecha actual para empezar la ovulación con el objetivo de sincronizarlo todo. Lo que me da miedo es hacer todo esto sin resultados, y desilusionarme. En lo más profundo de mí, deseo otro hijo. Pero no quiero, ni pienso un segundo en que te pueda reemplazar, Matteo.

Me pregunto si estoy haciendo todo esto por sentir que lo hice, que traté. Pero no quiero que me destruya más de lo que estoy. ¿Estaré transitando un camino poco probable para sentir que lo intenté? ¿Y en el caso de un milagro decir que estaba destinado a ser? ¿Por mí? ¿Por Luni, que está obsesionada con tener un bebé? Me siento perdida y ansiosa por saber el resultado. Imposibilitada de encontrar paz en el proceso.

Quiero gritar. Arañarme la cara, sentir por fuera el dolor de tu ausencia, quiero que el mundo se detenga, que no gire más, para que todos veneren tu ausencia, como yo, hijo. El dolor necesita ser visto, ser escuchado. Apreciado. Anhelo la contención de alguien que me abrace y me escuche hablar sobre Matteo, y extraño los picaflores que entraban en la casa de Venice, a veces incluso entraban de a dos. En Malibú estaban por todas partes en el jardín. En Georgina siempre revoloteaban frente a la cocina y afuera de tu pieza.

13 de julio

Lafallette ville, Arkansas

Principito, esta semana volví a trabajar en una película: *American Cherry*. Llegó a mí en un momento en que no buscaba nada y había soltado la idea de trabajar. Los tres días de rodaje han sido maravillosos y reveladores. Encuentro una nueva libertad en cómo la joven directora trabaja y nos guía, y en soltar y solo divertirme haciendo el personaje de Louise. Me he sentido cómoda actuando desde el nuevo lugar en el que me encuentro. Disponible. Amable. Abierta. Sensible. Generosa. Sabiendo que lo que soy es suficiente, y lo que es no necesita ser recalcado. Existe por su propio peso.

Y cuando mi ego se sintió golpeado por no tener los planos que suponía eran necesarios, volví a mí misma con la claridad de que ese no es mi lugar y que estoy feliz de haberlo dejarlo ir, de cargar con eso, y que solo tengo que ocuparme de mí, de pasarlo bien y de ser generosa. ¡Qué privilegio!

Vuelvo contenta a casa por el fin de semana para ver a Luni y hacer el control con el doctor para ver cómo están mis folículos y así decidir si seguimos adelante o esperamos al próximo mes.

Sentada en el avión te pienso, hijo, en la oscuridad de todas las persianas cerradas de este vuelo de madrugada, pienso en lo pronto que vendrá el aniversario del año en que te fuiste, en lo mucho que te extraño y puedo llorar sin reprimir nada. Pienso en las frases hechas como «está en un mejor lugar» y recuerdo lo que decía el libro *Bearing the Unbearable*: «No, no estás en un mejor lugar, porque para mí el mejor lugar para ti son mis brazos. Y siempre los sentiré vacíos».

Pienso en la obra *Rabbit Hole* y en que quizás sí me gustaría hacerla después de todo. Pero después que se cumpla un año del aniversario, después de noviembre. ¿Quizás entonces esté lista para vivir esa experiencia desde un nuevo lugar?

Quizás entonces esté lista para ser actriz desde otro lugar. Respirar de otra manera, me doy cuenta de lo mucho que disfruto actuar en *American Cherry*, me doy cuenta de que puedo crear desde la nueva persona que soy, que puedo dejar fluir mi alma a través de lo que hago, mi creación, mi arte. Y que vale la pena hacerlo, que tengo mucho para dar y «dedos para el piano», como decía mi papá.

Liberada de la necesidad de la validación de otros, la creación viene desde una paz, simple, generosa. Eso me gusta. Y me gusta el *team* con el que estoy trabajando, me siento apreciada y tranquila conmigo misma.

Principito, tus regalos continúan después de tu partida. Regalos silenciosos que se abren como una flor en la madrugada. Pétalo por pétalo, revelando el brillo de mi ser, de mi alma.

Y después de las lágrimas, viene esa sonrisa tranquila, la sonrisa interna, sincera, provocada por el amor y la satisfacción de estar juntos en este momento.

Sin embargo, lo cambiaría todo, todos los regalos, la sabiduría, todo por tenerte aquí en mis brazos otra vez. Pero no te lo deseo a ti, amor, no, tú ya eres libre de ese cuerpo que te impuso tantas limitaciones y dolor.

23 de julio

Terminé el rodaje el viernes, y llegué a casa hace tres días: feliz de ver a Luni y encantada de hacer lo que me gusta, fue un hermoso redescubrimiento de la actuación, con un personaje profundo. Algo que no vivía hace tiempo y me trajo alegría, placer, satisfacción.

Después de un fin de semana de reencuentro familiar, me ha sido más difícil volver a la vida: me cuesta hacer ejercicio y no estoy tranquila conmigo misma. El domingo en la noche soñé que me acusaban de matar a alguien y eso me generó tanta angustia que desperté en medio de la noche. Anoche tampoco dormí bien: me despierto desorientada y doy vueltas en la cama. *Restless.* Desperté cansada y de mal humor hoy. Y estoy a flor de piel, con angustia, la emoción sobrecogedora, las lágrimas ahí, listas para brotar. Y con harta rabia.

¿Me está costando despojarme del personaje tan intenso de Louise? ¿O aclimatarme a la cotidianidad? ¿O me hace falta escribir junto a Matteo, lo que dejé de lado para filmar esas tres semanas? ¿Por ahí una mezcla de las dos cosas?

Sin duda que extraño estar aquí contigo, hijo, procesando, ordenando, sacando todas estas emociones y pensamientos.

Y puede que también haya un dejo de Louise (personaje alcohólico y abusivo) dentro de mí, que provocó un remolino de cosas internas que no sé si son del todo mías, pero que gatillaron las mías.

Volver a ocupar este espacio cotidiano, esta piel con sus cicatrices, se dificulta. Me siento desorientada y perdida sin mucha motivación y algo pesada por todo lo que siento moverse dentro de mí.

26 de julio

Me estoy recuperando del cansancio y bajón post rodaje. Pasé un par de días feos y difíciles sintiéndome aplastada por la vida y con pena.

Esta semana hice ejercicios todos los días, y si bien sentía mi cuerpo cansado, hoy viernes después de The Class me siento mucho mejor. Más libre. Ahí encuentro un muy buen canal para sacar todo el estrés de mi cuerpo. Durante esa clase estabas conmigo, hijo. En los momentos de repetición e intensidad veía tu cara. Tu sonrisa. Y cuando se nos dijo que conectáramos con la «Alegría» recordé cómo nos gustaba bailar juntos, en brazos. Te encantaba y nos reíamos mucho. «Despacito» era el hit de la casa. Recordarlo siempre me hace sonreír. Y, en esta clase, cuando bailaba, sentía que estabas bailando conmigo.

Al comienzo sentí mucho placer en mover mi cuerpo. Sentí lo mucho que lo disfruto. Todas las endorfinas corriendo por mi cuerpo. Te pensé, y sentí culpa. Porque recordé lo mucho que te gustaba también, y lo poco que lo podías hacer. Tantas cosas que damos por sentadas, pero que no lo son. Son regalos. Me dio pena. Dejé brotar esas lágrimas, pero recordando amarme a mí misma, como me lo pediste. La culpa no tiene lugar. Solo la gratitud y la apreciación de lo que puedo hacer con mi cuerpo y mi mente. La alegría que brota desde ese lugar es real.

27 de julio

La pregunta inevitable del «por qué» pasó lo que pasó es imposible de ignorar. Y que hubiera pasado si hubieras nacido sin AGS, pero más que nada mi mente mira hacia atrás y se pregunta ¿por qué? ¿por qué tuvimos que vivir esto? ¿qué hay dentro de esta experiencia que yo llamé, y que tú quisiste, que hay de todo esto que ambos pactamos vivir?

Porque nunca sentí que fuera un error, ni un accidente. Venias así porque lo quisiste, elegiste tener un aprendizaje acelerado en esta vida, sabiendo que el dolor, el sufrimiento nos empujaría a entender las cosas de otra forma, quizás más profundamente.

No es secreto que cuando somos felices no buscamos más allá y que solo el dolor nos rinde y nos impulsa a reflexionar para crecer.

A través de mi infancia con mis padres y a lo largo de mi vida he aceptado la reencarnación como un hecho. Mis padres budistas me lo inculcaron de joven. Y a medida que fui viviendo mi vida adulta y sobre todo después de conocerte, lo pude confirmar. En cada experiencia psicotrópica que tuve lo vivencié también. Entendí que tú, yo y mi papá veníamos compartiendo juntos hacía muchas vidas. La misma conexión profunda que tuve con mi papá la tuve contigo: el reconocerse y saber que el amor que se siente va más allá de este cuerpo humano. Son nuestras almas que se entrelazan en un baile como células en una espiral de ADN.

Cuando me despedí de ti en los meses antes de tu partida te lo dije y sé que lo escuchaste. Nos daba mucha pena la idea de no estar más juntos, no poder reír y abrazarnos, pero te prometí que «siempre sería tuya y tú siempre serías mío». Y así lo creo, hoy más que nunca.

Los meses después de tu muerte pasé mucho tiempo leyendo libros sobre la reencarnación, y hay registro de miles de sesiones de hipnosis que han permitido a algunos terapeutas con talento llevar a la gente a sus «entre vidas». Todas las regresiones conscientes hablan de lo mismo y apuntan a una misma verdad: nuestras almas salen de nuestro cuerpo y observan lo que sucede en el entorno, donde antes habitaban un cuerpo. Se pueden quedar unos días ahí, como lo hiciste tú. Y luego suben, se van arriba volando, atraídas por una fuerza magnética. A veces hay caras familiares para recibirlos. ¡Yo sé que mi perra Monroe te recibió a ti! La sentí muy claramente. Quizás había más personas que conocías o tu ángel guardián.

En enero y luego en mayo fui a hacerme unas regresiones de hipnosis. Conocí mis vidas pasadas. Mucho me hizo sentido. Sobre todo visité el entre vidas, y pude escuchar lo que tú y los que forman parte de mis sabios guías me tenían que decir. Esto para mí fue crucial, al punto que entendí por qué tú y yo habíamos pactado estos desafíos en esta vida. Y me dio mucha paz sentir que lo habíamos dado todo, tanto tú como yo, y que te sentías orgulloso de mí y de ti mismo en lo que habíamos logrado.

De pronto tu muerte ya no es un fracaso. No es un error. Es un ciclo que se completa, con éxito.

No pretendo siempre sentir esta paz. ¡La verdad absoluta y más fuerte es que te extraño! ¡Que te quiero abrazar! Pero sé que estás dentro de mí, aquí y ahora mientras escribo estas palabras, susurrándome cómo quieres que tu historia sea contada.

Eres y serás siempre mi maestro.

29 de julio

Anoche soñé contigo, pichón: Estaba yo en una filmación con un elenco importante, fuera de Los Ángeles. Tú vendrías desde afuera con gente (¿quién?, no me acuerdo, pero sé que era su rol cuidarte). Creo que venías de Londres (¿u otra ciudad?). Cuando llegabas al aeropuerto no te dejaban entrar. Te mantenían en aduanas por mucho tiempo. Me angustiaba pensar que no podía estar contigo, que quizás no tenías tu papilla para comer ni podías descansar. Era tal mi angustia que me iba en auto hasta el aeropuerto donde estabas, creo que en Miami o Filadelfia.

En la noche me dormí pensando en ti. Sintiendo lo difícil que es saber cuál es mi misión sobre esta Tierra ahora que no estás. Porque cuando estabas era tan claro lo que tenía que hacer. Incluso si no era fácil o tenía que inventar el camino por el que andaríamos. Sentí pena, te extrañé, nos abrazamos con Lucas y lloramos unas lágrimas dulces, de amor, por ti.

Busco por dónde ir, y no logro proyectarme muy lejos. Solo los pasos que doy ahora: escribir, actuar. Cuidar de Luna y papá. Y tratar de tener otro hijo. Quizás todo eso sea suficiente.

6 de agosto

Stan Grof. Trabajo de respiración, consciencia.
El encuentro con el curandero.
Lunita música, sanación, cantos, coros.
Nunca estás solo.
Confianza.
Deja que Lucas siga su camino.

8 de agosto

Me he tomado unos días antes de escribir, porque todavía estoy asimilando la sesión de respiración holotrópica con Carly. Fue una experiencia muy potente y poderosa: siento que el portal entre este mundo y el del espíritu que identifiqué con Peter Evans en nuestra sesión, en mi plexo solar, ahora está abierto, gracias a Matteo, a su amor y su pérdida. Mi corazón quedó sin paredes, abierto y expuesto. Al usar la respiración holotrópica puedo viajar por ese portal, y guiada por la respiración, entrar ahí, al otro mundo.

Al principio pensé que no lograría sostener todo el tiempo con la respiración específica y la primera canción del viaje se me hizo larga. Mis manos empezaron a moverse para terminar agitándose como alas dejando ir la energía trabada.

De a poco la respiración alterada que se requiere fluyó en su propio ritmo natural, alargando cada inhalación y exhalación, siempre sin pausa entre medio.

Luego fueron mis pies y piernas las que se movían rítmicamente, mi cuerpo vibrando entero sin que yo tratara de controlarlo.

La mascarilla puesta sobre mis ojos me ayudó a soltar mi cuerpo y mis sentidos.

Sentí/vi a Matteito, lágrimas brotaron de mis ojos, solo un momento por pena, más que nada por amor y gratitud.

Sentí que todo mi ser le decía que sí al espíritu, y mientras más decía que sí, más volaba. Me abría.

Sentí lo que era, lo que es, realmente confiar. Sin peros. Sin miedo, entregarme mil por ciento al espíritu, sabiendo que no estoy sola. Sentí a todos mis guías, todos mis ancestros. Muy reconfortante sentirse sostenida por ellos.

Desde ese lugar de confianza plena, sentí a Lucas, en su camino, luchando, con dificultad, peleando, con dolor y me dio compasión. Pero no sentí la necesidad de arreglar, ni cambiar su camino. Todo lo contrario, era entender que la confianza también debía aplicarse en este caso. Y por más que haya pena, él debe encontrar su propio camino y voz para crecer. No me toca intervenir ni puedo ayudar. Solo acompañarlo, estar aquí para él.

Luego vi a Lunita, ella usaba su voz para sanar a través del canto. Me la mostraban cantando y expuesta a música, lo que la hacía vibrar como los coros con música en vivo.

Ahí fue que yo también empecé a vocalizar, armonizando con la música que estaban tocando. Y tuve tanto, tanto placer en expresar mi persona desde mi yo más sagrado cantándole al espíritu. Cantándole a Dios. Fue una comunión con lo más sagrado, lo que soy en su totalidad me trajo mucha alegría, paz. Siguieron un par de canciones más y todo mi cuerpo vibraba, los dos pies y piernas se movían, y luego siguió solo la pierna derecha, la cadera que siempre me duele. Y luego la pierna derecha también se calmó y siguió mi sacro y mis dos caderas zumbando y moviéndose de lado a lado.

También sentí un pellizcón en la mejilla izquierda. Pensé que era Carly. Pero no, venía de un espasmo de mi cara, seguramente seguía soltando más cosas. Mi mandíbula también se abría y relajaba (lugar donde he llevado mucha tensión).

La última canción fue bajar de a poco. Traté de mover mi mano por voluntad y me fue imposible. Mi cuerpo no me respondía. Sentí el corazón de Lucas pesado al lado mío. Solo hice lo que hago ahora: mandarle mi amor y apoyo.

Y al terminar compartimos experiencias y fue impactante ver lo difícil que había sido para cada una de las ocho personas presentes.

Lo único parecido para mí han sido las plantas medicinales como aya, los hongos o 5-MeO-DMT (más conocido como Sapo Bufo Alvarius).

Pero al tener un viaje tan espiritual sin substancia externa, se siente propio de uno mismo, como que me lo gané sola. Las otras experiencias son viajes que te regalan, te iluminan, pero este es todo tuyo, tú lo decides y eliges, y lo haces solo con tu respiración.

Como me dijo Peters Evans, al fin y al cabo, todo es luz y vibración. Energía. Y en ese espacio, al cual entro por mi plexo solar, ya nada importa. Porque todo está bien. Tal como debe ser.

10 de agosto

Ha sido una semana complicada, movida, diría incluso terremoteada. Domingo después de días tensos con Lucas, pasé la tarde sola para saber qué es lo que me pasa. La verdad es que algo no anda bien entre él y yo. Lo hablé largo y tendido con mi amiga Fran, fui a yoga para respirar y sentirlo en mi cuerpo y llegué a la conclusión inevitable de que nuestra dinámica necesita sanar. Me vi criticándolo todo el rato, *underminding him*, siempre pidiendo o exigiendo. Y no me gusta. No quiero ser así, ni relacionarme así con él. Algo tiene que cambiar. Así que esa misma noche después de acostar a Luna se lo dije. Fue muy duro para él escucharlo, lo vi en su cara. Dentro de las cosas que le dije estaba que no podíamos seguir en esta dinámica conflictiva. Además, hace tiempo su trabajo no fluye, y yo sé cuánto eso lo afecta. A mí me afecta también. Siento que no está tomando las acciones necesarias para mover lo que hay que mover, y hacer el trabajo interno que pueda a su vez reflejar lo externo. Eso es lo primordial para mí: hacer la pega por dentro.

¡Además es ilógico pensar que podemos seguir igual! ¡Nada es igual! Toda nuestra vida estaba construida entorno a la de Matteo, su salud y sus necesidades diarias. No había espacio para la pareja. Y ahora todo cambió, nuestros días están vacíos de él: no hay que llevarlo a terapia ni tomar turnos en las noches, ni ir a comprar medicinas ni buscar nuevas soluciones a los problemas.

Me da pena. Me da miedo. No sé quién sería sin lo que queda del núcleo de mi familia. Pero sé que tampoco es una opción seguir relacionándonos así, sin alegría, sin gusto, sintiendo que es un peso, una crítica constante con la cual ninguno está conforme. Para mí lo peor es sentir que él está dispuesto a ceder su verdad, sus necesidades, por las mías. Y si bien suena como un atributo hermoso, en realidad hace que pierda el respeto, porque no se valora. Lucas tiene la gran cualidad de poder entender y empatizar con la gente. Puede entrar en una habitación y saber qué necesita, cuáles son los miedos y deseos de cada persona. Por eso es tan buen productor, y se relaciona tan bien con la gente. Pero el reverso de esa gran y bella sensibilidad, es que se pierde. Se deja de lado. Olvida cuál es su verdad demasiado a menudo. Y termina sin saber lo que quiere.

Luna percibe perfectamente lo que está ocurriendo entre nosotros dos.

Fue una bomba la que le lancé el domingo. Llevamos casi una semana durmiendo en camas separadas, tratando de buscar nuestro propio centro, para sentir lo que cada uno necesita. Ha sido muy duro.

Ya había reservado una sesión de *breathwork* con Carly para el martes, y Lucas llegó (no estaba segura de que vendría). Fue espectacular para mí: viajé al cosmos original, por llamarlo de alguna manera. Lucas estaba al lado mío, y lo vi con mucho dolor, más que nada por Matteito, aunque seguro todo se mezcla. Quizás fue la primera vez que lo vi llorar así, y conectarse con esa pena tan grande que lo deja vacío, en particular es difícil para él procesar el último momento, cuando Matteo se dio vuelta hacia él y dio su último respiro. ¿Quizás esté tocando fondo como lo hice yo hace algunos meses?

No lo sé, no me dice mucho y no hablamos casi nada. Después de días de tratar de ser amable, dejé siquiera de intentar, porque estaba cerrado por completo. *Totally shut down*. Lo respeto y entiendo, pero a la vez me provoca cerrarme y dejar las cosas más frías. Sé que ambos sentimos dolor, pero tampoco sirve que yo me haga daño, si él ahora no está en un lugar para poder comunicarse al menos un poco.

Una de los cambios más fuertes que he sentido en mí tiene que ver con no hacerme cargo de los otros, ni arreglarlo todo. Fui el pegamento, la materia prima, la voluntad que juntaba todo en torno a la vida de Matteo. Lo hice todo. Hasta que en un momento me di cuenta que cargaba con demasiado y le pedí ayuda a Lucas. Recuerdo haber hecho una lista de todas las cosas que yo hacía y lo que él hacía, y la diferencia era colosal. Después de esa conversación él asumió más responsabilidades y se focalizó en ayudar más (llevar a Matteo a terapias también, papeles del IHSS, etc.). Pero qué locura darse cuenta de que siempre me he hecho cargo, he asumido el rol de quien lo soluciona todo, en gran parte porque soy muy capaz. Pero no quiero esa dinámica en mi pareja y debo dejar lugar para que Lucas también pueda hacerlo.

Desde que vivo en el vacío tras la partida de Matteito, me comprometo conmigo misma a hacer menos, a no hacerme cargo de todo. Al contrario, mi tarea ha sido confiar más en a la vida, realmente confiar y decir que sí. Que no importa lo que pase, las cosas estarán bien.

En mi proceso del *breathwork* sentí que mi ser interno le decía que sí a la vida como nunca antes. Sin saber a qué exactamente. Lo mismo siento con Lucas. Y ahora que estoy sola en casa me he sentido deprimida, triste y sola sin Luna ni Lucas. Pero preferí dejarles tiempo solos, y que hicieran ese viaje a San Diego que teníamos planificado, sin mí.

Esta mañana me tocó ir a mi doctor de fertilidad para ver cómo estaban mis huevos, y si había suficientes para hacer una ronda de IVF. Ya llevo cinco meses con acupuntura, suplementos, hierbas chinas. El último mes no fue bueno, los parches de estrógeno me habían suprimido demasiado. Sus órdenes eran dejarme tranquila sin hacer nada, para ver cuántos teníamos. Y hoy supe que no eran suficientes. Había chance de sacar siete u ocho huevos, pero para que ese huevo llegara a ser un embrión sano, había un 5 por ciento de chance. Ya venía preparada. Sentía, sobre todo con lo que estamos viviendo como pareja, que no era el momento. Pero quería verlo todo, y eso hice.

Cuando iba llegando al auto devuelta del doctor me empecé a sentir mal, sin rumbo, sin saber qué hacer. Me senté a meditar en el auto. A los pocos minutos empecé a llorar este «fracaso». No solamente porque mi cuerpo ya no produciría un hijo, sino por aquel que perdí y amé más que a nada en el mundo. El vacío que dejaste en mi vida, hijo, no se llenará nunca con nada, y ahora menos que nunca con un nuevo bebé. Yo sabía eso, había aclarado en mi fuero interno que este intento no era para llenar algo que perdí. Pero la pérdida de esa esperanza se sumó a tu pérdida, y se me hizo muy pesado, sobre todo porque no lo puedo compartir en este minuto con mi pareja, que si bien sabe dónde fui, no me pregunta cómo estoy ni cómo me fue.

Vuelvo al *breathwork*, porque trabajé dejar ir la idea de otro bebé. Y decidí confiar y reconocer que los hijos llegan de muchas maneras, y que quizás esta no será la vía, pero siguen habiendo otras. Y afirmo mi apertura a ellas: que la vida me traiga a ese bebé, yo lo acepto con los brazos abiertos. Que sea a través de un huevo donante o adoptando. La vida sabrá decidir cuál es el camino de ese ser, si tiene que llegar a mis brazos. Yo sé que Luna amaría eso, lo pide cada vez que rezamos. Me gustaría que se sintiera menos sola. Y que juntos creáramos una familia más completa, porque si bien tu presencia nunca podrá reemplazarse, darle otro hermano o hermana a Luna le haría muy bien. Equilibraría las cosas.

18 de septiembre

Hace meses que no escribo o muy poco. A veces se me hace difícil, porque te extraño y me duele estar en este diálogo escrito contigo, hijo. Pero más me duele no escucharte, no sentirte.

Me pasa que la vida me tira. En agosto, cuando filmé la película *American Cherry*, volví con ganas de descansar de toda la intensidad. Necesitaba este espacio vacío para concentrarme a aprender a vivir otra vez. Aprender a convivir con mi marido, con el cual tuvimos una crisis muy fuerte en agosto. Necesitamos tiempo y distancia el uno del otro para ajustar nuestra relación, pero a partir de nosotros mismos. Todo se redefinió, todo es tan diferente.

Me alegro que hayamos podido respirar para volver a encontrarnos fortalecidos en nuestro vínculo.

Pero sí, la vida me tira: Luna es un gran imán que necesita tiempo y atención. Vivir lejos de la familia y criarla sin ayuda requiere mucho de nuestra parte.

El 16 de septiembre se cumplieron diez meses. Y estuve triste, de capa caída. Me visitó la pena y no pude (¿ni quise?) sacudírmela de encima. Le dije a Luna, con lágrimas en los ojos: «Estoy triste. Extraño a Matteo». Ella me dijo, con el deseo de consolarme, que aquí estaba la foto de él (con la que viajo siempre) y que podía besarlo y abrazarlo.

Estar triste y hablarle de él es mostrarle también que ella puede estar triste y hablar de él. Empecé a darme cuenta cómo son las sutilezas de mi relación con Luna ahora que Lucas está en NYC por una semana. Vi que aguantaba mucho y luego, cuando ya no daba más, tenía una mini explosión. Claro, Matteito, contigo no había opción de estallar, siempre fui más allá de mis límites, y así aprendí a ser mamá. Aguanté mucho. Pero ahora es un ritmo y una urgencia diferente. Tu hermana necesita límites para sentirse segura y feliz. Pero también un nuevo grado de sinceridad de mis propias emociones. Hablamos, negociamos y nos podemos entender.

Hoy la fui a buscar al cole temprano porque tenía fiebre. Cancelé mis obligaciones y la traje a casa, quería que jugara con ella. Yo estaba cansada. Accedí a jugar un rato, y después le dije que trabajaría un poco. No pensé jamás que lo tomaría tan bien. Le dije: «Ahora mamá está cansada de jugar, me voy a quedar aquí mirándote jugar y trabajando».

Vi en sus ojos como procesó «mis necesidades» y tuvo el deseo y la habilidad de respetarlas.

Es como si todos estos meses de trabajo con mi cuerpo, mente y espíritu a través del ejercicio y la meditación hubieran traído el regalo de una mayor consciencia en la manera de relacionarme con mi hija. Creo que le llaman *conscious parenting*. Y me gusta, porque estoy desaprendiendo y liberándome de modos antiguos, de formas de ser mamá que ya no me sirven y que incluso quizás no sean ni las mías, sino que de mis padres. Y sin pensarlo, continuaba haciéndolo igual.

Pero hijo, tú lo traes todo a la luz. A la consciencia. Mientras más reflexiono sobre tu impacto en mi vida, más me doy cuenta que es multidimensional e infinito. Tu luz sigue brillando, mi amor.

Perdón que a veces el mundo de los vivientes me absorba. Sé que no me recriminas y que de hecho así debe ser, debo vivir el momento presente, pues es todo lo que importa. Pero parte de mí quisiera quedar suspendida en ese espacio atemporal, donde nada se mueve y solo estoy con tu presencia. Es tan doloroso extrañarte que trato de escapar de lo que siento, aunque sé que el dolor es otra cara del amor. Y que siempre por siempre lo llevaré dentro de mí. Es un nuevo inquilino que no se irá nunca, se mudó a mi corazón. Y va y viene según sus antojos o humoradas.

A menudo obedece a un calendario de aniversarios alrededor del 16. Pero en realidad solo obedece a su propio ritmo.

Diez meses: ya es casi un año. Y eso me da pánico. ¿Es mucho? ¿Es poco? No lo sé. El tiempo no tiene medidas en estas cosas del amor y la pena por pérdida. Se me hace un nudo en el estómago y siento miedo de llegar a ese aniversario 16 de noviembre de 2019. Cuarenta días pasé sin escribir en este diario, porque me di tiempo para mí. Para mi cuerpo y mi mente, para Luna y Lucas. Volver a mi trabajo y redescubrirlo. ¿Y ahora? ¿Cómo sigo entre una cosa y la otra? Aquí. Ahora. Allá, contigo suspendida en el tiempo.

19 de septiembre

Luna sigue con fiebre. Yo sola en casa, sin nana ni señora de limpieza, y Vito se accidentó su uña, así que lo llevamos al veterinario a las 8.30 am.

¿Cómo lo hacía antes? ¿Perdí mis súper poderes?

No, en realidad creo que el diálogo con mi hija es otro. Ella no requiere de una devoción absoluta. Más bien ver cómo su mamá expresa sus emociones, y se hace cargo de sus propias necesidades de forma consciente y sana. Claro, para ella debo modelar lo que ella emulará.

Y si mamá está cansada y necesita meditar veinte minutos, prefiero decir eso de forma clara, tranquila, en vez de callar hasta explotar.

23 de septiembre

Papá volvió de su viaje a NY y Luna está mejor de su resfrío. Eso me ha permitido tener un poco de tiempo para mí, que necesitaba: retomé el ejercicio, pude salir con algunas amigas a divertirme y tener espacio para procesar todas mis emociones.

Retomar mi práctica de escribir.

Hoy, en clases de ejercicio, sentí cuál era mi resistencia a lo que está pasando en nuestras vidas: me duele pensar en ti. Me duele hasta no poder más recordar que ya no estás aquí entre mis brazos. Y si bien sé que siempre fuiste otra cosa mucho más que tu forma, extraño esa forma. Y ningún discurso racional quita el profundo dolor de ya no poder abrazarte y cuidarte: nunca hubo mejor lugar para ti que mis brazos. Y a veces no aguanto el dolor, no soy fuerte como todos piensan. No tengo la valentía de seguir en el mundo.

Todo me duele, todo me agrede y me siento incapaz de hacer más que estar aquí para Luna, Lucas, Vito y mí misma. ¿Y quizás eso es suficiente?

Mi gremio y el mundo de las audiciones en Hollywood son brutales. He querido y tratado de volver a trabajar con más frecuencia. Pero las audiciones no salen a mi favor.

El rechazo me hace sentir vulnerable y cuestionar mi valor intrínseco: ¿Lo valgo? ¿Tengo talento? ¿Ya estoy muy vieja para seguir compitiendo? Todo eso pasa por mi mente cuando me he enfrentado a esta industria.

Pero a solas, no me siento vieja, no me siento fracasada, no me siento sin talento.

Entonces si las puertas se cierran, quizás es hora de confiar en la vida. De dejar ir lo que amo hacer, al igual que te dejé ir a ti amor mío. Es posible amar lo que siempre he hecho (actuar) y dejarlo ir. Si vuelve a mí, bien. Si no, también está ok dejar morir esa percepción de mí «la actriz», es solo una idea, un concepto con el cual mi ego se ha identificado. Algo más para dejar ir. Y rendirme al flujo de mis emociones.

Escribir este libro es lo que más deseo. Es la historia que quiero compartir, nuestra historia, hijo.

24 de septiembre

Ayer le conté a John Q. que ya no estabas más vivo. Me sobrecogió la emoción, lloré y tuve un momento de gran vulnerabilidad frente a mi amigo.

Suelo tener mucho más asumido cómo manejar estas situaciones: sé qué decir. Sé hasta cuándo hablar o callar. Al menos la mayoría del tiempo. Ahora siempre digo que tengo dos hijos. Siempre digo tu edad. Lo que quizás a medida que pasen los años no siga siendo así. Y lo dejo hasta ahí. Solo si me preguntan más, cuento que ya no estás vivo y cuando te moriste.

Frente a la gente cercana o medianamente cercana me es más fácil abrir mi corazón. Lo difícil, como con John ayer, es manejar las emociones del otro, o quizás mejor sería decir navegar esas emociones. Su eco en mí es doloroso. Me llega como una oleada enorme que me sumerge bajo el agua y, cuando ya no puedo respirar, brotan las lágrimas.

Estoy particularmente sensible ahora que nos acercamos al aniversario.

Hay algo muy aterrador de llegar a ese hito: un año. Hijo amado, ¡un año es un montón de tiempo! Siento que parte de mí ya no debería estar viva. Sin embargo, aquí estoy. Cambiada, diferente. Pero aquí.

Y a la vez un año no es nada, es un minuto. Y siento que fue ayer cuando tomaste vuelo. Es como si el tiempo no existiera en cosas del amor. Entro en un espacio diferente, en otra dimensión, ¿la misma dimensión que cuando te estabas preparando para volar? Es una dimensión donde las palabras no alcanzan, suenan vacías y sin sentido. En esta dimensión solo existe el amor, la unión, el momento juntos escuchando la música y mirando la luz. ¿Qué quiero? ¿A qué sirvo ahora, hijo? ¿Qué quiere Dios para mí?

25 de septiembre, domingo

Te recogimos unas flores para poner en tu altar con Luna y papá cuando paseábamos.

Al volver a casa las puse en agua cerca de tu urna, los cuadros, los cristales y todos los objetos que componen tu espacio sagrado. Le saqué una foto.

Esa noche, mirando esa foto, me di cuenta de que el Buda que me regaló mi papá hace años estaba justo delante de tu urna redonda que tiene un hermoso árbol como parte de la cerámica. Mi corazón se aceleró, porque entendí lo que me decías de inmediato: estabas en paz, iluminado al igual que el Buda que según cuentan se sentó bajo un árbol a meditar.

Mi pequeño Buda, me das mucha ternura; qué lindo poder verte en esas cosas y sentir la trascendencia que tienen.

El sutil velo que separa nuestros mundos se siente casi transparente en estas ocasiones.

Todos estos meses yo me he vuelto más pesada, más densa a medida que me aboco a mi vida cotidiana, al mundo de los vivos. A mis necesidades tan postergadas. Y tú seguramente vuelas cada vez más alto. Te siento más arriba y yo más abajo. Pienso con trepidación y ansiedad en la fecha del aniversario, pues seguro volverás cerca a visitarnos.

Y si bien sé que estás siempre en mi corazón, sé la diferencia cuando estás cerca o lejos. Aquí o allá. Y puede cambiar en un aleteo de mariposa.

27 de septiembre

Siento mi corazón pesado. La tristeza desborda mis ojos, y no encuentro paz en mi corazón. Siento celos de todas las madres que tienen a sus hijos a su lado para besar y abrazar. Siento pena de que mi cuerpo no me permita hacer uno. Tuve el bebé de Cameron en brazos y me sentí muy, muy lejos de todo el grupo de mujeres con el que estaba ese día de celebración. Y cuando viene esa sensación, no puedo conectar con nadie. Todo rebota contra mí. Me siento fatal conmigo misma y no hay un dejo de alegría en mí. Solo ganas de llorar y gritar para que te devuelvan a mí, hijo.

Siento que no formo parte del mundo, que no pertenezco a ningún lado, ni me siento cómoda con nadie. De mí solo nacen críticas y juicios, dureza y rabia. Todo eso viene del hoyo negro que deja tu ausencia; quizás estaba ahí antes y ahora solo soy consciente de esas emociones, sentimientos de celos hacia otras mamás.

28 de septiembre

La depresión se instala como una manta gris y nebulosa, sobre todo, sobre lo que sientes, sobre ti, sobre lo que haces y todo lo que te rodea, la gente, tus amigos, todo me parece distante, ajeno y hasta doloroso.

Solo mi Luna y Vito logran atravesar ese velo nublado con su luz. Estar con tu hermana me devuelve la sonrisa. Estar con Vitito me procura alegría. ¡Al menos la mayoría del tiempo! Hay momentos en que solo la soledad se siente cómoda. Solo mis lágrimas me hacen sentir mejor, limpiando como la lluvia la pena que me nubla.

Me siento tironeada, hijo: la vida avanza, sigue día tras día, sin tregua con sus exigencias. Siento que me empuja hacia delante. Parte de mí quiere marchar hacia la vida nueva que me espera en cada momento con sus proyectos, desafíos y alegrías. Pero otra parte de mí quiere gritar y suplicar que el tiempo se detenga para poder seguir sintiéndote como ayer, cerca de mí, para poder seguir hablando de ti, no como noticia vieja, sino como mi presente cotidiano. Quiero que el tiempo se detenga y no olvidar nada de ti. Quiero tener el espacio social y privado para hablar de ti como ayer. Quiero gritar que importas, que no te olvidaré nunca. Quiero también eludir ese dolor tan grande que siento, perdiéndome en el mundo de los vivientes. Tiempo largo. Tiempo corto. Tiempo cruel. Tiempo bendito. Cambias según mi espacio interno.

Afuera llueve. Llegó el otoño. El día gris y las gotas reflejan mi corazón. Quisiera desesperadamente encontrar algo externo que me haga sentir mejor, que me apacigüe un poco. Y SÉ que no existe, que no hay forma de no sentir tu ausencia. Es tan grande. Ocupa tanto lugar. Y toda esta semana la pena me ha visitado sin invitación. En los momentos inoportunos, como cuando tengo al bebé de una amiga en brazos, cuando trato de proyectarme hacia delante en mi carrera, cuando planeo nuestro viaje a Chile para pasar la Navidad en familia.

De nada sirve ignorarlo, ese invitado viene a hacerse escuchar. Y hasta que no lo recibo en toda su magnitud no me deja tranquila. Tu ausencia, hijo, es tan dolorosa que me hace entrar en llantos hiperventilados donde creo morir, o al menos perder cordura y razón. Me aferro a una amiga que me presta su corazón para contener el mío, y que no se trice en mil pedazos.

A menudo mi marido me escucha, pero quiere solucionar, quiere sacarme del pantano. Pero en realidad es estando plenamente empantanada que logro sentir, llorar y de a poco volver a dejar entrar la luz.

30 de septiembre

Ayer desperté más tranquila, en paz conmigo misma y el momento que vivimos.

Fuimos al cine con Lu y fue rico estar juntos y respirar fuera de casa.

Ayer empezamos también una limpia de siete días del programa CLEAN. Siento mi metabolismo cansado. Adicta al café y comiendo más de la cuenta cuando siento estrés. Me he dado espacio para eso, pero hoy necesito hacer tabla rasa y darle un descanso a mi cuerpo para desintoxicarme mental, emocional y físicamente. ¡Y ojalá que me queden menos apretados mis *jeans*!

Disfruté mucho a Luna ayer, fue un día de relajo. Fue el turno de Lucas de estar de mal humor y agobiado. Sé que es por todo lo que siente, y yo lo remuevo cuando entro en estados de angustia por ti, hijo.

Agradezco la presencia de Vito, que me da tanto amor, tanta paz y siento que me conecta tanto a ti. Lo puedo abrazar y besar todo lo que no te puedo abrazar a ti.

Cerramos nuestro viaje a Chile para estar con nuestras familias, y que vengan los abuelos argentinos aquí para el aniversario de tu partida, mi amor. Eso también me deja más tranquila. Al menos saber que estaremos acompañados y contenidos. Siento que me estoy preparando para un impacto violento, casi un choque feroz.

Estoy anticipando la angustia que me generan la Navidad y esas fechas de tu partida y tu cumpleaños que solo caen cuatro días de distancia la una de la otra.

2 de octubre

Hablé largo con Vale hoy. Es como si hubiera estado con ella. Hablar de ti, Matteo, con ella es fácil, porque sabe quién eres, y porque también entiende la pena de la pérdida de un bebé por la Agu (la hija de su hermana que se ahogó al año de vida).

Todo me hace focalizarme en este aniversario que se acerca, hijo. Me genera angustia, ansiedad. Cuando hablo de ti no puedo hacerlo sin llorar. Me noto muy a flor de piel con todo mi cuerpo emocional.

También he notado a tu hermana más desafiante por momentos. Y puede ser la edad o quizás también procesando sus emociones. La otra noche (martes hace dos días) me pidió que te rezáramos. Me dijo mucho cuánto me amaba y que mi cara era la más linda de todas las mamás. Quería hablarte, contarte cosas suyas y decirte que te extrañaba.

¿Qué voy a hacer para este aniversario? ¿Qué hacer con tus cenizas, hijo? Ahora que sé que vamos a Montegrande parte de mí quiere dejarlas con las de mi papá. Pero ¿quizás en el mar sería mejor? Luna dijo esa noche: «A Matteo siempre le gustó mucho el agua cuando estaba aquí».

¡Ah! También me preguntó si no era posible llamarte al cielo por Face Time, pensaba que papá podía tener el número.

¿Qué hacer en el aniversario de tu partida? ¿Y en tu cumpleaños?

Para este mes de aniversario número 11 nos reservé una sesión de respiración holotrópica con Carly. Para mí y Lucas solos. La última vez que fuimos pude estar tan conectada contigo, que eso me hizo feliz. Sentirte. Estar con tu esencia. Estar contigo con tanto amor, paz y libertad. Quizás esta vez sea diferente, pero me gusta la idea de hacer un espacio sagrado donde no intervenga el mundo de los vivos, para ser solo espíritu contigo, hijo amado.

7 de octubre

Siete días de una limpia. Me siento energizada y más liviana; después de más de un año de comer mis emociones, me hizo muy bien dejar de lado el café, el azúcar, la harina y hacer un ayuno intermitente le permitió a mi cuerpo hacer tabla rasa, un reseteo.

Todo esto culminó este fin de semana con una limpieza del colon. Es una práctica que he hecho por casi quince años para acompañar las limpias. Pero esta vez fue diferente: me sentí muy conectada a mi cuerpo, sentía cuando mis órganos, impulsados por mi colon, se iban limpiando y botando las toxinas y emociones acumuladas. Primero el bazo, una ola de náuseas, y luego sale todo. Luego el hígado, en dos tandas de olas de mucha incomodidad y ¡*flush*! sale toda la rabia —emoción que se acumula en el hígado—. Y al final, los pulmones, que fue donde más resistencia percibí en mi cuerpo. Ahí la terapeuta me ayudó con un masajeador, y sentí una nueva ola de náuseas, resistencia e incomodidad, seguidos de un nuevo *flush* de mi colon, muy intenso, con la emoción asociada a los pulmones. *Grief*/pena. Te sentí ahí, hijo. Y fue la capacidad de dejarte ir que me ha convertido en maestra del *letting go*. Dejar ir el pasado, las emociones que se quedan amarradas a nuestro cuerpo, cada una en su lugar favorito, dejar ir todo lo que hoy ya no me sirve. Ese era mi mantra y el foco de mi mente mientras iba elevando mi respiración a cada órgano y lugar: dejo ir todo lo que ya no me sirve. Mi terapeuta de colon me conoce hace quince años y está claro que me ha visto crecer y evolucionar durante ese tiempo. Me lo dijo: «Leo, estás muy equilibrada. Tienes una gran capacidad de dejar ir. La mayoría de la gente busca el control».

Eso es tu regalo, hijo. Fruto de caminar juntos, de todos los desafíos atravesados y de tu destino final en las estrellas donde ahora brillas. Siempre alumbrando mis pasos.

Este diálogo contigo, este espacio de expresión ha tomado una prioridad tan grande en mi vida. Esto, y estar con mi familia, es lo más importante. En el fondo son lo mismo: mi camino y mi práctica espiritual. A través de la crianza consciente de Luna, de la relación amorosa con Lucas y de mi expresión contigo, hijo, fluye todo en mí. Encuentro mi paz, mi lugar, una tranquilidad que, si bien no quita la pena, al menos me permite convivir con ella en forma que jamás hubiera imaginado posible.

Y a solo dos meses del aniversario de tu partida me siento más centrada y fuerte de lo que jamás hubiera pensado.

Tanta ansiedad por la aproximación del 16 de noviembre ha sido reemplazada por paz, aceptación y una conversación abierta con Lucas sobre lo que queremos hacer por ti, contigo más bien, ese día.

Creo que vamos a irnos a alta mar en un velero y dejar ir tus cenizas en los brazos de tu madre Yemanyá.

Pienso guardar un poco de cenizas para llevarlas a Chile y dejarlas, en familia, en la higuera donde están las de papá, en Montegrande. Así también darles un espacio a todos ellos que no pudieron estar en la ceremonia que hicimos el 16 de noviembre en casa, en L.A.

Y si bien siento pena, se dibuja una sonrisa en mi cara.

10 de octubre

Ayer empecé a redactar la charla que voy a hacer para *Make a Wish* en un mes. La vengo madurando hace tiempo, y tenía los puntos bastante claros, pero ahora le estoy poniendo palabras. Me gusta. Me hace bien escribir desde lo que siento y estoy pensando / procesando para compartirlo. Siento que fluye de mí como una necesidad, como antes era actuar.

He pensado mucho en lo que significa la resiliencia últimamente. Observando qué es lo que me permite reinventarme después de la tragedia: cuáles son los ingredientes de la transformación en vez de la depresión y autodestrucción por dolor.

Matteito, pienso en lo mucho que tu hermana te habla, te recuerda y te busca a su manera, a través del juego o besando tu foto en su velador antes de dormir. Cuánta resiliencia está debiendo mostrar para adaptarse a nuestra nueva vida. Cuán naturalmente lo hace, sin dejar de ser feliz, sonreír o jugar. Sin duda se siente segura y contenida por mí. Sabe que estoy como un marco fuerte, los márgenes que la mantienen segura frente a la inmensidad de la vida, sabiendo que estoy a cargo. Cuánto de esta disciplina la hace más libre, más feliz y capaz de volar.

Tú también sabías que estabas contenido y sin duda alguna, amado tal como eras. No es que no haya cometido errores, de esos hay muchos. Pero sí he aprendido a estar como un roble para ustedes dos. Pienso en mi propia infancia y la cantidad de veces que tuve que adaptarme a un mundo nuevo con nuestros constantes viajes y movimientos. Pienso en el abandono que sentí cuando mis padres se separaron varios meses, yo chiquitita en Costa Rica sin saber qué pasaría. Padecí la ausencia de un papá que adoraba durante meses. Sin entender lo incierto de la relación que ellos vivían. Qué momento más crucial: se instaló el abandono en mí como una corriente subterránea, una «verdad» que marcará por años mis relaciones. Siempre fue mejor dejar antes que me dejen. Cuánta relación sin consciencia de esta verdad hasta llegar al momento cuando he podido estar presente para ustedes dos, hijos míos. Presente y resiliente, gracias a cada piedra en el camino de mi vida que me trajo hasta aquí.

Tengo una gran sensación de asombro por todo lo que fue, todo lo que es, y que me trajo a este momento presente.

Y tú, hijo, siento que sigues cambiando el destino de mi vida. Sigues afectando la trayectoria del astro que soy. Mi rumbo ya no es el mismo desde que llegaste, estuviste y te fuiste: cada momento observo un interés más grande por las cosas de la vida real, no la de las películas. Un interés por el mundo, su gente, los problemas que me rodean. Un interés por compartir, por estar. Por ser yo. Quizás, al amarme más yo misma me interesa menos ser un otro (un personaje) y me atrae más ser auténticamente yo.

11 de octubre

Hablé con amigas, procesé muchos pensamientos y hoy siento un poco más de claridad, hijo mío.

Soy y seré siempre actriz. Pero tú cambiaste el rumbo de mi vida de forma tan profunda que nada puede ser igual: abriste una grieta en mi alma ante mis ojos. Mi corazón ahora ama de otra forma. Y la luz que emana de él es también diferente. Esa luz busca otras maneras de brillar, y estar aquí escribiendo es una de ellas. Nuestra historia con mis palabras.

Mi camino, paso a paso, se va haciendo. ¡Claro! No tengo que dejar de ser actriz, más bien es la manera en que lo hago. Quizás de más pequeña, joven, niña, el éxito comercial y el reconocimiento eran fundamentales. Ahora es más importante para mí inspirar, tocar, elevar, liberar, empoderar a otras personas en su propia vivencia. ¿Hay un propósito más importante o elevado en esta vida que el de ayudar al despertar de la consciencia colectiva? ¿Ayudar a que cada uno sea más consciente? ¿Más libre?

Creo que no.

Hijo, ¿cómo tú, con una vida tan desafiante, fuiste tan feliz? Porque nunca te sentiste solo. Porque siempre te sentiste amado. Siempre acompañado y nunca solo.

¡Tu sonrisa lo dejaba claro! Iluminabas cada recoveco del lugar donde estuvieras. Por eso te ganaste el premio de «*Mr. Smiles*» en tu primer año escolar.

No tenías miedo, te sentías seguro. Y sabías quién eras. Sí, sabías y entendías que no eras como los demás, como papá o yo, y eso te daba pena. Pero no miedo. Claro que querías poder hacer lo que los otros niños hacían, pero no te impedía gozar. Sobre todo cuando veías a tu hermana hacer esas cosas.

Ahora es ella quien te lleva, te presta sus piernas y te carga. Ella quien juega contigo en el silencio de su corazón. No dudo de que su vida estará siempre marcada por eso. No como una tragedia, como una pérdida sí, pero también como un tesoro.

Fuiste el niño que siempre quise. Fuiste el hijo varón que siempre soñé. Y aunque no venías como pensaba, aprendí a amarte tal como eras. Así, sin condiciones, sin peros.

Con tu papá decidimos arrendar un velero para el 16 de noviembre, y llevar tus cenizas a alta mar. Para que vuelvas al mar, a la playa que tanto te gustaba. Amabas el viento en tu cara, el aire salado y húmedo, el ruido del agua y el vaivén de las olas.

14 de octubre

Hoy en la mañana hice The Class. Cada vez que hago este tipo de ejercicio, de esta forma, surgen muchas emociones y pensamientos que soy capaz de sostener en mi consciente. Hoy fue ese vacío, esa sensación de vacío interno que me genera la necesidad de llenarlo con comida hasta quedar más que satisfecha, hasta quedar tan llena que no lo siento más, quedo adormecida, en un *food coma* que apaga la sensación original.

Esa sensación original es cuando mi papá se fue a EE.UU. dejándonos en Costa Rica. Yo bebé, sin entender su prolongada ausencia. Solo sintiendo el abandono y la pena. Paso siguiente, comiendo algo dulce para apagar esa emoción. Literalmente taparla para apaciguar.

Es una sensación en mi plexo solar. Ahí es donde vive la pena del abandono y esa sensación de vacío, de desconexión. Sin embargo, ahora que vivo con el vacío de tu partida, hijo, lo entiendo y puedo vivirlo de otra manera: no estoy sola, no estamos desconectados. Puedo sostener esa emoción, observarla y no acudir a camuflarla y llenarme la panza literalmente. Siento tu presencia en vez, aquí tan dentro de mí. Y me SÉ unida a ti. Me sé acompañada por todos mis ancestros y ángeles, si los dejo entrar. Estoy conectada con el simple acto de estar presente con mi cuerpo en movimiento, mi respiración laboriosa y focalizada. Todo mi ser presente en ese minuto. Ahí trasciendo. Ahí rompo la barrera de la ilusión del tiempo. Sano heridas antiguas, convivo contigo, mi amor. Siento mi real esencia y puedo ser plenamente yo.

Qué regalos sigues sembrando en mi camino, mi amor.

Veo el paralelo constantemente entre mi cuerpo y mis emociones: el dolor indica el camino a seguir. Cuando muevo mi cuerpo, físicamente y con mucha intensidad me duele, o al menos es incómodo, todo en mí pide que pare. Pero si observo esa sensación hay algo atrás, una emoción ¿qué es? La respuesta viene a alumbrar el camino del trabajo a seguir.

Como cuando estoy con el dolor y la pena de tu partida. Ese espacio de vulnerabilidad (¡requiere fuerza para estar ahí!), vivir esa experiencia plenamente es el camino hacia más paz, más comunión contigo. Más integración. Ahora. El momento presente.

Durante el resto del día llevo esa referencia dentro de mí como un punto de verdad, lugar al cual vuelvo cerrando los ojos y respirando profundo: el tiempo no existe frente al amor. Estamos siempre y por siempre juntos. Eres mío, y yo soy tuya eternamente.

16 de octubre

Hoy se cumplen once meses desde tu despegue al otro mundo, amor. La anticipación y el estrés de este día generaron tensiones entre Lucas y yo. Rebotamos el uno contra el otro en muchas oportunidades anoche y esta mañana.

Después de dejar a Luna en el cole (pasó una noche inquieta, llamándome dos veces en el transcurso de la noche) manejamos en silencio tenso hacia el Breath Workshop de respiración holotrópica de Carly que había agendado para este día, sabiendo que sería un día difícil y muchas emociones surgirían.

El trabajo con ella fue intenso. Profundo, más limpiador que la sesión anterior.

Las primeras lágrimas de pena brotaron rápidamente una vez sobrepasada la resistencia a entrar en la respiración. El viaje siguió a paso seguro llevando mi cuerpo a moverse y sacudirse en forma rítmica y autónoma. Me había pasado la otra vez también. Así como cuando hice mi primer *sound bath*. Sentí que todos los lugares de dolores crónicos se iban aliviando. Y que subiendo desde el chacra raíz hasta la cabeza, cada uno se iba iluminando con esta energía, esta vibración súper sónica contenida en mi respiración.

Ahí estabas. Estaba ansiosa por volver a estar juntos en ese espacio sagrado.

De pronto, desde mi garganta sentí algo contraerse, una contracción que me llevó a una arcada. Y de ahí a un vómito energético que culminó con un llanto desde el fondo de mis tripas. Sentí mi útero vacío. Ahí donde te había dado vida era donde más me dolía. Lloré y grité como animal herido. Llevé mis manos a mi estómago para contener ese dolor. Luego mis manos subieron a mi corazón que ahora temblaba. Empecé a hiperventilarme muy rápido, como cuando tenía crisis de pánico, cuando aún estabas aquí conmigo. Sentí las manos de Carly sobre mis hombros y poco a poco esa crisis de pánico, o al menos la expresión de la memoria de ella se fue calmando con respiraciones más largas, mientras esta energía subía a mi cabeza, y más allá de mi corona.

Me quedé tranquila, con algunas verdades resonando dentro de mí. «Quiero ser una gota de agua en el océano, pues tú estás ahí».

Ser testigo de mi dolor y el camino recorrido contigo: eso es llevar mi corazón en mi mano izquierda y dejar que la luz que emana de mí brille. No soy yo. Es la luz que me atraviesa, y solo la canalizo, con humildad.

Esa humildad de saberme una gota de agua, me quita la presión de mi autocrítica. Esa autocrítica es lo único que me limita.

Es hora de dejarla ir.

Sentí tranquilidad acerca del qué hacer: actuar, escribir, charlas, etc. Porque en realidad el foco no está ahí, eso viene de por sí solo. El foco está en dejar brillar mi luz al mundo, querer servir a Dios, querer ser un instrumento, sin importar el vehículo. Gracias Matteito por esta profunda verdad que dibuja hoy una sonrisa en mis labios. Algo de paz. Mucho amor. La certeza de estar contigo. De querer ser la mejor esposa para Lucas. La mejor mamá para Luna. La mejor persona que está en mi alcance minuto a minuto: solo tengo que apartarme yo misma, dejar de lado mi crítica, mis dudas, y dejar fluir nuestra luz, hijo.

Sigues hasta el día de hoy dándome un súper poder. Haciendo de mí una súper heroína cotidiana.

18 de octubre, 6 am

Me he estado despertando una hora antes, en la oscuridad y el silencio del alba para tener un momento para mí, meditar, ojalá escribir o trabajar si es que hace falta antes de que empiece la rutina de Luna, el colegio y mi ejercicio.

Ayer puse la alarma y trabajé. Hoy escribo. Me desperté sin alarma por un sueño que me dejó una sensación extraña: estaba con dos señoras mayores, de pelo blanco, quizás eran mis abuelas o amigas queridas. La cosa es que se iban, una vendería su casa, la otra dejaría de ejercer su trabajo de maquilladora, creo.

A la hora de despedirse me daba mucha pena y lloraba fuerte. Me desperté con unas lágrimas de pena en mis ojos. Se irían, pero yo me ofrecía a siempre venir si necesitaban mi casa para modelar sus maquillajes. Mirábamos unos productos al hablar. ¿Quizás tiene algún vínculo con mi trabajo? Dejar morir cosas antiguas que mucho quise. Recuerdo que vender su casa era lo correcto para una de las ancianas. Tenían el pelo blanco, eran muy dinámicas y divertidas.

Sentía el abandono, mucha pena por su partida.

Me levanté despacio y fui a la cocina donde brillaba la luz de la vela que tengo encendida para ti, Matteito. Ayer sentí mucha paz. Estuve bien en mis quehaceres laborales y propios. Me sentí en paz con mi audición y el proceso. Me sentí en paz con mi camino y con dejar fluir, concentrándome en dejar brillar mi luz, sea cual sea la forma. Me sentí en paz juntándome con mi amigo Oscar, que no veía hace mucho y poniéndonos al día sobre la vida, nuestras pérdidas y ganancias.

Aunque siento que cargo con una piedra en el pecho por momentos, siento mucho agradecimiento por mi vida: mi hija, mi marido, la abundancia de amigos y posibilidades que se abren frente a mí. Vivo una vida plena. No me falta nada. Despierto todos los días mirando el mar. Tengo un ángel que me cuida y me mira desde arriba. ¡Y un cuerpo sano y fuerte que se puede mover de forma feliz y libre! Vivo con mucha plenitud. Y me estoy reinventando a diario.

Esta noche haremos el viaje de *Heart opener* con Jaimi y Daniela. Una invitación hermosa que me intriga. Estoy dispuesta a ir profundo con esta experiencia nueva. Hace mucho que no probábamos plantas medicinales. Se supone que serían mucho más suaves que aya. Tengo algo de temor, pero no mucho. Seguro que tendré que transmutar más pena, esa sí que es interminable y forma parte de mi paisaje interno.

20 de octubre

Domingo en la mañana, toda la casa duerme. Ayer volvimos a medio día después de una noche de trabajo de terapia intensa.

Te sentí muy conmigo, mi amor. Por momentos lloré de pena, en otros mi cuerpo temblaba de forma incontrolable soltando el estrés de haber contenido tu dolor y enfermedad tanto tiempo. Liberé tu cuerpo del mío, poco a poco, sigo soltando el trauma de los años que debí luchar por tu salud. Luego pasé mucho tiempo en paz conmigo, sintiéndome conectada a la fuente de la vida, sintiendo mi luz, apreciándola, sin críticas, sin juicios. Pude estar con todo lo que siento, todos mis sentimientos integrados con mucha paz y abandono.

Sentí la necesidad de crecer, de seguir expandiéndome y eso quizás sea afuera de mi relación con Lucas: quiero que él vuele y sea feliz; y por otro lado no quiero limitarme para calzar. Eso puede significar darse más espacios solos. No lo sé bien. Pero estoy dispuesta a descubrirlo con honestidad.

Una evidencia muy grande que nace de esta experiencia es que cuando amas a alguien, y que le das todo, sin retener nada, ese amor nunca se va, perdura en el tiempo más allá de la presencia de un cuerpo. Está en el cosmos, grabado en el universo por siempre.

28 de octubre

Han sido días turbios, me he sentido cansada y algo desganada, quizás porque deseo estar más tranquila: sigo mi rutina de ejercicio, escucho podcast que me inspiran y pienso sobre la charla que daré en noviembre: ¡mi primera charla! Como siento que no sé bien lo que estoy haciendo, le mandé un primer borrador a un amigo, para que me ayude. Él es un excelente orador y me siento afortunada de tener su apoyo.

1 de noviembre

Entramos en el mes de noviembre oficialmente. Ha llegado este anticipado mes. Primero pasó Halloween, y logré disfrutar el momento en familia y amigos. Al final de la noche pensé en ti, Matteito, en tu cuerpo frágil y débil hacia el final de tu vida, recordé esa pequeña vuelta a la manzana que hicimos con tus alas de mariposa puestas en tu silla de ruedas, haciendo *trick or treat* en familia.

Esta mañana fui a The Class y en ese espacio de desafío físico y de presencia corporal estuve con algo que proviene de ti y contigo por consecuencia. Pero la realidad es que mi foco en la clase empezó conmigo misma. Decidiendo mirar hacia adentro. Comprometiéndome a sanar aquí y ahora el sentimiento de insuficiencia que acarreo: *el no ser suficiente*. Fue como romper con una membrana más, una nueva capa que me separa de mi yo auténtico, y de la perla que tú me regalas mi amor.

Volví a sentirme iluminada por la comprensión profunda de que puedo, y quiero amarme como te amé a ti. Sin condiciones, sin críticas. Sin peros. Y sé que soy capaz, porque mi amor por ti fue y será el punto de referencia al cual recurrir. El farol que puedo usar una y otra vez hasta acostumbrarme a vivir en ese espacio de amor propio y absoluto.

Poder amarme, aceptarme tal como soy, al igual que te amo y te acepto tal como eres hijo. Pasado, presente y futuro.

Y así amar mejor y más a Luna y Lucas también. En particular pienso en mi hija y el ejemplo que le estoy dando (un corazón dibujado).

3 de noviembre

Amor propio, el más grande regalo.

Hace seis meses, cuando toqué fondo y miré lo más profundo de mi pena, sentí tu voz decirme: «Ahora mamá, ámate a ti misma como me amaste a mí».

Vuelvo una y otra vez sobre este concepto, y cada vez se asienta más en mí, se hace más real, más concreto en su aplicación.

Siento una gratitud tan profunda por nuestra experiencia juntos, hijo, me caen las lágrimas de agradecimiento de que hayas venido a la vida así, de que me hayas dado ese desafío colosal para que yo pudiera transformarlo en mi práctica espiritual. Has sido mi salvación de alguna manera. Y hoy mi punto de referencia, ese amor que siento por ti, es mi estrella del norte. Mi guía. Mi constante compás.

Así debo amar.

Así debo amar a mi familia.

Así amaré al mundo que me rodea. No solo a los seres humanos, también a los animales y el planeta que tanto lo necesita.

Honrarte es ser feliz.

Tengo mucho camino por andar, estos momentos de lucidez de a poco van permeando el resto de mi vida.

5 de noviembre

Identifico la crítica interna: «Eso no es interesante, nada original, no es relevante, a nadie le importa». Descalifico mi mundo interno juzgándolo antes de que pueda nacer.

Ahora, a las 6.30 am, cuando Lucas y Luna duermen aún, medito en silencio y oigo todo ese diálogo interno. Es como si todos los días me levantara con nuevas telarañas del pasado, vestigios que limpiar. Formas antiguas que persisten, a pesar de que ayer las identifiqué, iluminé, comprometida a cambiarlas. Pero nada es lineal, y heme aquí empezando un nuevo día, reconociendo el trabajo que tengo frente a mí. Despertaré a Luna, iré a yoga y en esa rutina placentera me iré encontrando momento a momento. Presente. Consciente. En aceptación del lugar donde estoy, de la persona que soy.

Pienso en tus ojos dulces, Matteo, y después de tu luminosa sonrisa es lo que más permanece conmigo. Tu mirada profunda, amable, sin presiones. Como mazapán. Tu olor a pera y canela fresca. Tu piel suave y tu pelo liso y color trigo tostado. Tanta belleza junta, tanta magia en un cuerpo que no está más. Es lo que extraño: poder olerte, acariciarte, mirarte. Ahora debo cerrar los ojos para verte, imaginar el sonido de tu carcajada. Y ahí estás, en todo tu esplendor.

¿Qué haces ahí en el cielo? ¿Qué estudias? ¿Qué cosas estás aprendiendo ahora? ¿Cuánto tiempo juegas y saltas disfrutando de tu libertad? ¿Y cuánto te abocas a estar aquí con nosotros?

La neblina gruesa no me deja ver el mar hoy. Me siento un poco así. Tenue. Callada. Melancólica de ti, pollito.

Pienso en que en solo once días nos subiremos a un velero con tus cenizas para esparcirlas en el mar y se me aprieta el estómago.

Sé que no te reduces a esos pedacitos de huesos y cenizas. Pero es todo lo que me queda de tanta belleza que un día fuiste. No las quiero guardar conmigo, porque te reducen, no eres tú y a la vez quisiera aferrarme a ellas por siempre. Pensé que liberarlas en alta mar sería un acto sanador para todos. Siempre amaste el mar. Imagino que ahí quieres descansar, perderte, en la inmensidad. Así cada vez que miremos el mar, estarás con nosotros, mi principito.

7 de noviembre

Atlanta

Ayer llegamos a Atlanta en familia, Vito incluido, para el *bat mitzvá* de Phoebe. Inicialmente yo debía viajar a

Chile, pero con el estallido social que está sucediendo, todo mi trabajo se postergó, como debe ser. Hay que dar prioridad a lo que está pasando.

En consecuencia, me uní al viaje de Lucas y Luni y nos trajimos a Vito. He estado pensando mucho en el proceso de mi país y en paralelo, en el despertar interno de cada persona. Lo siento como una manifestación gigante externa de lo que vivimos a nivel individual, interno.

También he reflexionado mucho sobre «temas» personales: mis áreas de desafío siguen siendo años después las mismas: sentir que no soy suficiente, la autoaceptación, la validación externa, el amor propio y la autoexigencia. Pero no los vivo de forma idéntica. Es como revisitarlos una y otra vez desde una nueva perspectiva. Como si esas áreas de desafío fueran mi patrón, y al observarlas puedo cambiar mi reacción hacia ellas, pero no el hecho de que forman parte de mí. Mi sombra seguirá siendo mi sombra. Pero es mi relación con ella la que cambia con el transcurso del tiempo.

13 de noviembre

Ayer volvimos de nuestro viaje a Atlanta para el *bat mitzvá* de Phoebe. Esa parte de la familia materna de Lucas era muy cercana a él cuando vino a vivir a EE.UU. Pero yo solo los conocí un par de veces en lo que fueron visitas muy agradables a nuestra casa cuando vivíamos en

Malibú. Sus hijas Phoebe (doce años) y Ellie (diez años) engancharon muy bien con Luna. Por eso, cuando nos invitaron hace meses, pensé que sería una oportunidad para fortalecer vínculos y estar con gente que nos quiere en estas fechas.

Además, mi viaje a Chile se postergó y pude unirme a Lu y Luni, lo que no era el plan inicial. Fue un viaje lleno de vida social y distracciones. Nos divertimos y volvimos agotados, felices de volver a nuestra casa y rutina. ¡Más que nadie, Vito está feliz! Fue desafiante por momentos, ya que Luna no durmió bien o por asperezas que tuvimos con Lucas.

Ahora, de regreso a casa nos encontramos con la urna biodegradable para echar las cenizas de Matteo al mar dentro de tres días. Se me aprieta el estómago de pensarlo. Apenas pude mirar la urna que Lucas compró online, todo se vuelve tan real, dejar ir la última parte que tengo de tu cuerpo físico. Soltar aún más ese pedacito de ti, hijo. Pienso que te hará feliz unirte al agua del mar. Ya no ser prisionero de tu cuerpo, sino que libre de él y todo su peso. Esas cenizas ya no contienen tu alma, pero sí una resonancia energética de lo que un día fuiste. Y ahora creo estar lista para también dejarlas ir, al menos casi todas, ya que decidí llevar un poco de tus cenizas al norte de Chile donde mi papá quiso que se esparcieran las suyas, al pie de mi higuera amada en Montegrande.

Me gusta pensarte ahí junto a tu abuelo, que nunca conociste, pero con quien sé que estás. Yo también pediré que dejen algo de mí en esa tierra hermosa, bajo la sombra de ese árbol donde escondí papelitos con secretos de mi infancia, donde derramé lágrimas, donde solté carcajadas cuando me trepaba a empacharme de su fruto dulce y delicioso.

Una ceremonia para nosotros tres, para marcar un año. Otra ceremonia para la familia en Chile y Argentina que no había podido estar.

Estoy mucho más tranquila de lo que pensé que estaría en estas fechas. Algo de sensación apretada en el pecho. Pero sin pánico.

Amor, siempre te seguiré escribiendo, pero ¿será que cierro este primer ciclo con tu aniversario?

15 de noviembre

Luna y yo nos enfermamos de nuevo. Caímos las dos el mismo día sin habernos del todo recuperado del resfrío anterior: ella con dolor de garganta, sin apetito, mocos y muy apolillada. ¡Creo que lleva tres semanas al menos con mocos!

A mí me agarró la garganta dejándome ronca, y luego bajó a mi pecho, tomándome la zona pulmonar, donde vive la pena: *grief lives in lungs.*

A un día del aniversario de tu partida estamos más vulnerables que nunca, sin cabeza, sin energía y yo más que nada desconcentrada de mi trabajo por lo que pasa en Chile. Sintiendo mi cerebro roto. Mi cuerpo cansado. Como una ameba, sin capacidad para nada más que la vida cotidiana.

Estas últimas semanas he escuchado mucho podcast y estudiado el fenómeno que vivimos juntos de forma tan orgánica e intuitiva: el abandono al otro, el servicio y el amor son las cosas que trascienden y nos otorgan la verdadera realización. Nuestra vulnerabilidad expuesta al mundo es un acto de fuerza y valentía.

AMAR
SER VULNERABLE. MOSTRARSE ASÍ.
CONECTAR.

Hijo, ya no te tengo aquí para mostrarme el camino. Pero sé que sigo sintiéndome más vulnerable que nunca cuando pienso en ti. Por lo cual sé también que ese es mi camino. Acoger, aceptar y caminar esa senda. Tal vez entonces crea plenamente que soy suficiente. Porque siempre recordaré cómo fui contigo. Y vaya, vaya. Sí que fui suficiente entonces, mi principito.

Llevarte al mar en el velero mañana será un momento especial. Dejar ir esa urna, es dejar ir un pedazo más de ti. Me quedaré con algunas cenizas para llevar a mi tierra. Y quién sabe, ¿quizás decida quedarme con un pequeño frasquito más? Tengo miedo de soltar todo tu cuerpo, porque no quiero nunca olvidarlo. ¡Qué ridículo! ¡Cómo podría olvidar si forjaste la mujer y mamá que soy! Las mejores partes de mí florecieron contigo. Pero que rápido buscamos adormecernos, para no sentir nuestro corazón abierto. Tú, no. Tú siempre vivías al mil por ciento y presente. Y así te quiero recordar. Una luz poderosa que sigue brillando desde el más allá, y cuidándome acá.

16 de noviembre, 10 am

Hoy se cumple un año exacto desde tu vuelo amor. Ayer estuve todo el día muy cansada y enferma, me fue difícil procesar lo que sentía. En la tarde por fin estuve un rato en la cama sola, ya que Lucas se ocupaba de Luna. Hice lo que vengo haciendo mucho estos días: adormecerme, perderme en las noticias de Chile que me obsesionan, focalizándome en lo que está pasando afuera de mí. Cuando por fin llegó el atardecer, dejé el teléfono y miré el mar un largo rato. Recordé que a esa misma hora hace un año te tenía en mis brazos y llorabas con un llanto jamás antes escuchado, que me remeció hasta el alma. Ahora es mi turno de llorar con toda la pena de ya no poder abrazarte. Te extraño tanto. Y al rato de estar ahí recordándote y extrañándote, llegó Luna, me preguntó qué me pasaba y le dije tal cual: «Estoy triste y lloro porque extraño a tu hermano». Me dio un abrazo largo y sentido y me acarició la cara con amor. En su abrazo, te sentí hijo, ese mismo amor, esa misma calidez. Esa conexión de mamá, profunda y real que brota desde la vulnerabilidad honesta y desnuda.

Hoy en la madrugada nos despertamos con Luna al salir el sol. Te prendí una vela, como todos los 16 de cada mes. En la noche, Luna también me llamó para ir al baño y pedir ayuda con su nariz tapada. Eran las 4 am y cuando volvía a la cama escuché las olas del mar estrellarse contra la arena por un largo rato. Di gracias por ese regalo que me trae más cerca de ti. Pensé que ya estabas libre de tu cuerpo adolorido y te pensé en el mar que tanto amabas y donde te depositaríamos hoy. Una gota que ya es parte de la inmensidad del océano.

Te amo hasta el infinito y más allá.

16 de noviembre, 9 pm

Nos llevamos tus cenizas (casi todas, mi amor, menos las que llevaremos a Montegrande) en una urna biodegradable con nosotros al barco. Esta mañana antes de salir llegaron flores, comida y una jarrita de agua bendita de mis amigas. Hemos estado muy acompañados.

Mathew, el capitán del barco velero, era muy dulce. Cuando salimos del puerto y apagamos el motor, sentí mucha paz flotando en el océano Pacífico, mirando la costa de Malibú y la ciudad de Los Angeles. Fueron tres horas de navegación, y fue como a mitad de camino que decidimos parar el velero y los tres juntos decir unas palabras para ti, Matteito. Luna abrió con «Te amamos, Matteo», y entre lágrimas y sonrisas despedimos este otro pedazo de ti. La urna con forma de flor blanca flotó un largo rato y luego se hundió en estas coordenadas:

Latitud 33° (55,845 N°)
Longitud 118° (29,461 W°)

Por supuesto el número era 33, mi número de siempre y 1+1+8=10 y 1+0=1, el número de Lucas. Cuando se mira bien, la magia y los signos existen en todos lados, pichón.

Hablamos con tu papá un poco y coincidimos en que, a pesar de sentirnos tristes, estamos contentos con lo que hoy hicimos, porque cada vez que miremos el mar, ahí estarás. ¡Eres agua y parte de la superficie más grande de este planeta! Sabré siempre dónde buscarte y dónde ir para refugiarme en ti. Se cierra un ciclo muy anticipado. Y fue menos terrible de lo que pensé. Al final, es la resistencia o el miedo mismo a lo que no queremos sentir lo que nos paraliza y vuelve miserables. En cambio, cuando invito a todos esos sentimientos y los dejo fluir sin críticas ni selección, es cuando me siento más humana. Más plena. Más conectada conmigo misma, con mi autenticidad. Y por ende, con el resto del mundo.

Ahora empieza otro ciclo. Año #2. Y así, ciclo tras ciclo, iremos construyendo nuestro andar mi principito. Siempre juntos. Despiertos al amor y toda su magia.

28 de diciembre

Montegrande

Hace una semana que llegamos a mi tierra a descansar; nos reunimos con la familia argentina. Nos vinimos desde Santiago con Lucas, Luna y Marta. Y desde Córdoba llegaron Eduardo, Natalia, Ale y Toto. Y al final en avión desde Buenos Aires, Gastón y su novia, Nadia.

Mi mamá y Michel, que habían planeado venir algunos días, no pudieron llegar, ya que falleció inesperadamente el hermano mayor de Michel, Jean, y viajarán a Francia para su funeral. Una pena, pues sé lo importante que era para mi mamá estar con nosotros en mi cumple, y en la ceremonia con las últimas cenizas que traje para dejar en la higuera de Monte Grande.

Llevo días preguntándome cuándo hacer tu ceremonia, pichón. Mi cumpleaños es mañana, ¿quizás entonces? Se cumple un ciclo de siete años desde que celebré contigo en brazos, recién nacido, mis cuarenta. ¿O quizás el 31, al finalizar este año en el que he tenido que estar contigo de esta nueva manera? No tengo una respuesta clara, pero he aprendido a dejarme guiar por tus signos, por las migas que me dejas en el camino y que me llevan al lugar preciso, al momento perfecto. Y así fue.

Esta mañana llegó mi primo querido JE a saludarnos, conoció a mi familia. Conversamos. Resulta que estaba con sus cinco hermanos, para dejar las cenizas de mi tío

Andrés, hermano de mi papá que falleció hace unos meses. Él también vino a descansar a los pies de un árbol en este campo de nuestros ancestros, donde nació el abuelo de mi abuelo.

Impulsados a salir por mi primo, nos subimos todos al auto y fuimos a pasear a Cochiguaz.

Íbamos por este camino que hice tantas veces a caballo de chiquita mirando la belleza majestuosa de las montañas y pensando en la importancia de perdonar y soltar los rencores familiares que no sirven, dejar atrás la mochila pesada del conflicto y el karma.

De pronto, vi contra un cielo azul infinito una nube de arcoíris bellísima. Mire más arriba, hacia el sol, y vi una aro de arcoíris gigante alrededor del Sol, ¡el más grande que haya visto en mi vida!

Le pedí a Lucas que detuviera el auto y salimos a mirar. Te sentí de inmediato, mi amor, y la emoción rebalsó de mí como de un vaso lleno. Lista para recibirte. Nos abrazamos y lloramos conmovidos por tan majestuosa presencia. Era innegable que estabas diciéndome: «Hoy llegó el momento de mi ceremonia».

Tomamos fotos y seguimos por el camino hacia Cochiguaz.

Así voy descubriendo al andar. Sin saber cuál es el destino. Pero confiando.

Solo tengo que decir una y otra vez que sí. Sí a la vida. Sí al amor. Sí al perdón. Sí a compartir con un corazón abierto. Gracias, hijo amado, por mostrarme el camino.

Guiados por tu magia, llegamos al destino que no sabía encontraría: una estupa budista. Sentí a mi papá en lo que fue su elección de su práctica espiritual. A ti, que siempre identifiqué como a un pequeño Buda. Caminé en silencio alrededor de ese lugar sagrado, lleno de rezos y consciencia.

Sin saber que haría, me detuve y caí abrazada a la estupa. Era como abrazarte a ti. Despedirse un poco más. Sin decidir nada, solo guiada por ti, llegamos a este lugar que escogiste para dejar tu marca sobre esta tierra, en nuestro amado Valle, el lugar de mis ancestros y mis raíces más fuertes.

Lloré un largo rato abrazada a ese lugar sagrado. Levanté la cabeza y ahí estaban mi cuñada y mi suegra, llorando en silencio conmigo. Gracias, hijo, por darles a todos los que no pudieron estar en tu ceremonia hace más de una año la oportunidad de llorarte en familia.

Volvimos a nuestra casita al borde del río y acordamos ir todos juntos a la higuera a dejar tus cenizas cuando bajara el sol, esa tarde.

En un semicírculo hablamos de ti, de tu magia, de lo mucho que te extrañamos. Te lloramos, nos abrazamos contenidos por el amor tan tangible que nos une, y con un cariño y un respeto infinitos, te puse en el corazón de la higuera, donde descansa tu abuelo Pancho. Ahí seguirás, árbol de la vida, dando tus frutos dulces a todos lo que quieran saborear tu sabiduría.

Epílogo

Tus pasitos

Entre enero y abril de 2018 pasaste una de las mejores épocas de tu vida. Habías empezado a tomar el Rem plus, que se encargó como por magia de tu inflamación y artritis (luego aprenderíamos cuán graves serían las consecuencias de ese suplemento). Habíamos parado también de tomar los nanopéptidos, y toda la inflamación y las zonas rojas de tu cara se habían calmado. ¡Te veías muy bien!

Recuerdo que dormías casi bien. Empezaste a ser más tolerante a los ruidos. Es como si tu sistema nervioso hubiera madurado o mejorado su funcionamiento. ¡Fue muy alentador verte así! En vez de pasar una, dos o tres horas despierto múltiples veces en la noche, solo despertabas una o dos veces y casi nunca más de una hora. Despertabas feliz en la mañana y te ibas al cole en llamas, y supe que disfrutabas mucho esas mañanas. Estabas con pilas, y apetito. Engordaste un poco.

Seguíamos trabajando con Beth en tu terapia física en el centro CCS, donde habíamos empezado después de tu cirugía de las caderas. También trabajamos con la terapia oral. Pero más que a nadie, amabas a Beth. Trabajabas con tanto esfuerzo y foco con tu cuerpo que era imposible no admirarte.

Empezamos la terapia física de a poco cuando te sacaron el yeso de las caderas: elongabas muy despacito y fortalecías tus músculos. Tus piernas podían por fin soportar tu propio peso. ¡Cómo te gustaba estar parado! Dabas gritos de felicidad. Beth nos recomendó un trajecito elástico que generaba una resistencia; te lo poníamos para ayudarte en la dirección correcta (*extra suporte*) y también una prótesis para tu cuello nueva (*swirl collar*) que te ayudaba a sostener tu cabeza. Dr. Kay, tu médico ortopédico, nos mandó a hacer unos botines y manoplas para ayudar a la posición de tus muñecas y tobillos. ¡Esos botines te ayudaban mucho a estar de pie! Eras realmente un pequeño guerrero con tu armadura, dando la pelea para poder estar de pie y caminar. Así, poco a poco, con dos sesiones de terapia física a la semana, ganamos minuto tras minuto de estar en la posición vertical. Una nueva perspectiva del mundo para ti.

Comenzamos con un *stander*/parador que compramos para tener en casa: era una estructura con algo de soporte bajo tu culito, correas para tus pies, y una banda y soporte para tu pecho. Practicamos todos los días en casa. Había que mostrarte juguetes y tu pompón preferido para ayudarte a levantar tu cabecita una y otra vez. A Luna le gustaba ayudarte y ella también te mostraba juguetes. Era un asunto cotidiano y familiar, donde todos participábamos. ¡Aunque estabas más fascinado con tu hermana que con lo que ella te mostraba! También teníamos el HOPSA *dress* que yo había encontrado a través de unas mamás y mandado a comprar a Holanda: era un arnés de tela fuerte pero no rígida, suspendida a la altura justa para que tus pies tocaran el suelo, y que dejaba tus brazos libres para que los movieras si querías. También logré que tu escuela comprara el mismo. Me alegra saber que ahora sirve a otros niños.

Cuando ya estabas más fuerte, también empezamos a ponerte en la cinta de caminar con un arnés que te sostenía: a veces solito, en ocasiones con ayuda. Tirabas tus pies hacia adelante dando pasos. Trabajabas muy duro, hasta no poder más. Avisabas con un grito o llanto que necesitabas parar. Te estabas volviendo cada día más fuerte ¡y nunca te vi tan feliz!

Estas pequeñas victorias eran enormes para ti y también para nosotros. Cada paso, cada vez que lograbas colocar un pie delante del otro, cada vez que tus piernas respondían a tu impulso mental, te vi brillar con un destello despampanante. Me queda claro que todo lo que habíamos hecho hasta ahí, todos los sacrificios y la cirugía, el viaje a Malasia... Todo valió la pena, porque ahí estabas, conquistando tu cuerpo, haciendo que te obedeciera.

Aprendí la humildad de las cosas más simples contigo. Cómo algo que yo podía dar por hecho (caminar) para ti era como escalar el Everest. Y no te quejabas, al contrario, cada desafío era recibido con una sonrisa, con un deseo inigualable por conquistarlo. Seguimos trabajando así de fuerte, hasta que te graduaste al andador. Se trataba de un aparato en el cual tu sacro estaba sentado, tus piernas a la altura adecuada del suelo, y tus brazos apoyados en superficie delante de ti, para mayor estabilidad. Era muy laborioso ponerte ahí. Y al comienzo no aguantabas casi nada. Fuimos conquistando minuto tras minuto. Y luego le dábamos un empujoncito a este andador para que tu cuerpo entendiera. Y te levantábamos la pierna para apoyártela donde tenía que ir, como para explicarle a tu cuerpo el camino a tomar, lo que tenía que hacer. Y lento pero seguro fuiste aprendiendo. No fue un aprendizaje lineal. Había días en que estabas cansado y adolorido y no podías hacer mucho.

Pero también había muchos buenos días, y así ibas feliz en el auto, y yo te conversaba o te ponía música. Te alzaba en mis brazos para llevarte a la aula de terapia (muchas veces no llevaba la silla de ruedas porque entre ponerla en el auto y sacarla me era más fácil cargarte). Vito nos acompañaba casi siempre para motivarte y darte compañía.

Y ahí recibías a Beth con una gran sonrisa y te ponías los botines si ya no los tenías puestos y las manoplas, el trajecito y nos poníamos a trabajar. Yo te alentaba, era tu *cheer leader* y Vito también.

La gente me preguntaba cómo hacía todo lo que tenía que hacer. Para mí era simple: tenerte frente a mí era suficiente para nunca bajar los brazos, para luchar por cada pequeña cosa pues así lo hacías tú. ¡Seguro que me quejé bastante más que tú! Pero sé con toda certeza que luchamos juntos hasta el final. Y esas victorias, mi amor, nadie nos las quitará jamás. A veces pienso que toda tu vida culminó en esos momentos. Recuerdo nítidamente cuando te vi en el andador dar un paso, otro paso, y otro más sin ayuda, ¡solo!... Lloré de emoción con un orgullo inmenso. Ahí estabas, caminando, contra todo pronóstico y expectativa. Y esta victoria es nuestra para saborear.

De todos mis recuerdos contigo creo que ese es uno de los que más atesoro, nunca deja de dibujar una sonrisa en mi cara. Me llena de un enorme orgullo. Tu resiliencia, tu deseo de luchar y tu dedicación. Un verdadero milagro. Caminar era lo que más querías. Lo diste todo por esa meta. Y lo lograste.

Te prometí que sería tuya y tú mío por siempre, lo sigo sintiendo así. Eres mío, y yo infinitamente tuya, mi amor.

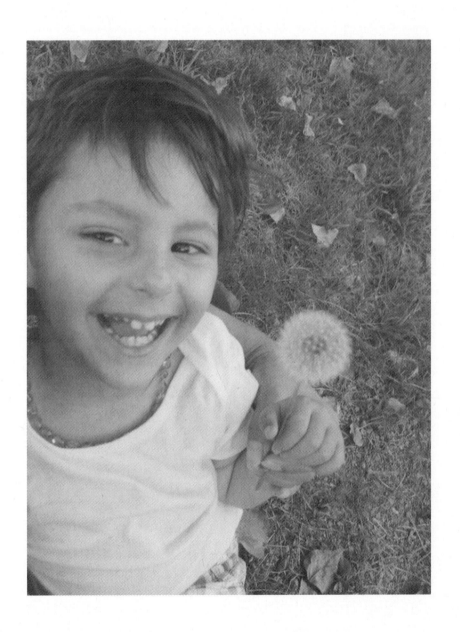

AGRADECIMIENTOS

Primero que nada quisiera agradecer a mi compañero de vida, Lucas, por confiar siempre en mí y sostenerme cada vez que me quebré. A mi hermosa y mágica hija, Luna Mae, por ser la alegría de mi corazón y mi razón de vivir.

Luego quisiera agradecer a las mujeres que fueron mis brazos y corazón cuando no me alcanzaba el propio. A Gra, Marce y Vale, siempre tendrán mi más profunda gratitud.

A Jody Lapin, la brillante pediatra que me acompañó de la mano en este camino, con una calidez humana que siempre recordare.

Gracias a mi mamá, por acompañarme con su amor.

A mi suegra, por su devoción sin límites a mi familia y su amistad. Y a mi suegro, pelado botón, por siempre hacerme reír.

Y a Nati, mi hermana de corazón, y Gasti, el tío más tierno del mundo que dejaron todo botado para estar a nuestro lado múltiples veces. A mi sobrina Andrea y mi tía Paty, por haber sido las incondicionales de Matteo.

A mi hermana Alejandra, por su ayuda en momentos claves.

Gracias a mi familia de elección que siempre voló a ayudarnos y apoyarnos incondicionalmente: Chascas y Anthony.

Gracias a mi editora, Melanie, y a Marcela, por alentarme a dar este salto, para pasar a ser autora de mi propia historia y confiar en mi instinto. ¡Sin ustedes este libro sería muy diferente! Supieron protegerlo y cuidar que mi voz y lo que tengo que compartir no se diluyera nunca.

Finalmente quisiera agradecer a la gente de Chile por todo su cariño y apoyo: desde un comienzo amaron a Matteo y nos acompañaron con compasión. Me siento muy afortunada de poder volver a casa y recibir la avalancha de amor que me espera cada vez.

LEONOR VARELA nació en Chile. Antes de cumplir un año dejó el país producto del golpe militar. Ella y su familia emigraron a Costa Rica y luego a Estados Unidos, donde vivió su infancia. Regresaron a Chile por un tiempo y luego se mudaron a Alemania y posteriormente a Francia, donde transcurrió su adolescencia. Estudió Historia en la Universidad París VII en paralelo con actuación, que terminó siendo su profesión. Ha participado en más de treinta películas, entre ellas producciones de Hollywood —*Blade 2, Cleopatra, Alpha*— y del cine independiente —*Voces Inocentes, Where God left his shoes, Americano*—. Su segunda gran pasión ha sido ayudar a la conservación del océano colaborando con múltiples organizaciones, como Oceana y NatGeo.

Leonor reside en Los Ángeles, California, junto a su marido y su hija. Continúa dedicándose a la actuación, la escritura y da charlas sobre su experiencia con su hijo y los aprendizajes acumulados a la largo de su vida.